フライトナース
ハンドブック

~救急現場での活動と搬送のために~

監修 日本航空医療学会
編集 日本航空医療学会フライトナースハンドブック編集委員会

へるす出版

巻頭言

　この度，『フライトナースハンドブック』が，日本航空医療学会フライトナース委員会委員長の坂田久美子さんを中心に編集され，上梓されたことを心よりお祝い申し上げたいと思います。

　フライトナースの名称は，ヨーロッパにはなく，アメリカで生まれました。ヨーロッパでは，ドクターヘリには医師と救急隊員が搭乗しています。アメリカでは，フライトナースが単身でヘリコプターに乗り，各種の処置や治療を医師の指示の下に行っています。ドクターヘリに医師とフライトナースという最高の医療スタッフが搭乗しているのは，わが国だけです。

　ドクターヘリが着陸する重症傷病者発生現場には，原則，医師は一人しかいません。多くの傷病者が発生している場合には，医師に近い知識と技術を持ったフライトナースが対応しなければなりません。

　フライトナースがわが国最初の特定看護師になって欲しいと，私は以前から思っています。救急救命士が気管挿管や薬剤を使用している今日，医療職である看護師が気管挿管できない，しないのは，おかしいと思っています。

　フライトナース，そしてフライトナースを目指す看護師のみなさんにとって，本書が有用な医学書になることを願っています。

　わが国のフライトナースの，今後の益々の活躍，発展を願っています。

　　平成28年11月

日本航空医療学会
理事長　小濱　啓次

刊行にあたって

　日本のフライトナースは，平成13年のドクターヘリの本格的な運航開始とともに，ドクターヘリにおける活動を行ってきました。日本航空医療学会において，平成15年にフライトナース懇談会が発足し，平成17年にはフライトナース委員会へ移行し，現在に至ります。フライトナースの選考と教育は当初からの課題であり，選考基準策定に最初に取り組みました。教育については，初療・集中治療領域の看護を基にして，ドクターヘリ各基地病院の教育を共有することを目的に，平成19年にフライトナース勉強会を開始しました。これまでに20回開催し，知識・技術を学び，またフライトナース間の交流を深めてきました。

　平成20年に『フライトナース実践ガイド』を発刊しましたが，それから8年が経過し，今回の『フライトナースハンドブック』では，さらにフライトナースに日常的に活用していただけるような内容になったと思います。これからフライトナースを目指す看護師，現在フライトナースとして実践している看護師，フライトナースを指導する立場の看護師，看護管理者の皆様にもぜひご活用いただければ幸いです。

　これまでのフライトナースの活動をご指導いただき，本書の発刊にあたりご支援いただきました日本航空医療学会理事長の小濱啓次先生に深謝申し上げます。また，日本航空医療学会関係者の皆様，へるす出版編集部の皆様に深謝いたします。

日本航空医療学会
フライトナースハンドブック編集委員会
委員長　坂田　久美子

編集委員会・執筆者一覧

日本航空医療学会　フライトナースハンドブック編集委員会
　委員長　坂田久美子
　委　員　野澤　陽子，藤尾　政子，山崎　早苗
　オブザーバー　小濱　啓次，杉山　貢

執筆者（五十音順）

伊藤　敬介　高知医療センター	寺村　文恵　三重大学医学部附属病院
岩崎　弘子　佐久総合病院佐久医療センター	内藤ゆみえ　埼玉医科大学総合医療センター
太田　文子　旭川赤十字病院	中村　美幸　君津中央病院
大森　章代　日本医科大学千葉北総病院	野澤　陽子　順天堂大学医学部附属静岡病院
小笠原美奈　秋田赤十字病院	濱　　武　公立豊岡病院但馬救命救急センター
小田桐綾子　八戸市立市民病院	比嘉　祥之　浦添総合病院
上川　智彦　山梨県立中央病院	藤尾　政子　川崎医科大学附属病院
川谷　陽子　愛知医科大学病院	前田　礼子　鹿児島市立病院
黒田　啓子　東海大学医学部付属病院	松本　康代　徳島県立中央病院
小池　伸享　前橋赤十字病院	峯田　雅寛　山形県立中央病院
合原　則隆　久留米大学病院	宮崎　博之　福島県立医科大学附属病院
小林　育代　和歌山県立医科大学附属病院	向江　　剛　山口大学医学部附属病院
坂田久美子　愛知医科大学病院	村松　武明　聖隷三方原病院
佐藤　　環　手稲渓仁会病院	矢田　麻夏　順天堂大学医学部附属静岡病院
多田　真也　順天堂大学医学部附属静岡病院	山口万里子　鹿児島市立病院
田中　　勉　宮崎大学医学部附属病院	山崎　早苗　東海大学医学部付属病院
千葉　武揚　青森県立保健大学	

目 次

巻頭言
刊行にあたって
編集委員会・執筆者一覧

第1章 フライトナース概論　1

I フライトナースとは　2

II フライトナースの業務　3
1. 救急現場での活動と現場からの搬送　3
2. 特殊な状況での現場活動　3
3. 病院間搬送　4

III フライトナースに必要な管理　5
1. 管理　5
2. 安全管理　6
3. 医薬品の管理　7
4. 輸血の管理　9

IV 看護倫理，倫理的配慮　11

V フライトナースのメンタルヘルス　13
1. 惨事ストレスとは　13
2. 当施設（埼玉県）における惨事ストレスケア対策　13
3. まとめ　15

VI フライトナースに求められる能力と教育　16
1. フライトナースラダー　16
2. フライトナース実務評価表　21

第2章 現場での患者の観察とアセスメント　23

I 内因性症状　24
1. 意識障害　24
2. 胸痛　26
3. 頭痛　28
4. ショック　30
5. 呼吸困難，呼吸不全　32
6. 構音障害　34

II 外因性疾患　36
1. 外因性疾患とは　36
2. 頭部外傷　37
3. 胸部外傷　39
4. 腹部外傷　41
5. 脊椎・脊髄損傷　43
6. 四肢・骨盤外傷　45

III 中毒，環境障害，その他　47
1. 中毒　47
2. 低体温症　49
3. 減圧症　51
4. 熱中症　54
5. 熱傷　56
6. 溺水　58

IV 小児患者への対応　60
1. 小児事例における特徴　60
2. 小児の内因性疾患　61
3. 小児の外傷　64

V 妊婦への対応　67

VI CPA事例　69

第3章 特殊な搬送方法・システム　71

I 新生児搬送　72

II 母体搬送　75

Ⅲ　生命維持装置を装着中の患者搬送　　　78
　　1　PCPS，IABP　　　78
　　2　人工呼吸器　　　80
　　3　自動胸骨圧迫システム　　　82
　Ⅳ　小児患者搬送システム　　　84
　Ⅴ　降雪地（寒冷地）での搬送　　　87
　Ⅵ　離島搬送　　　91
　Ⅶ　多数傷病者　　　94
　Ⅷ　家族対応　　　96

第4章　現場およびヘリ搬送中の処置介助　99

　Ⅰ　気管挿管　　　100
　Ⅱ　輪状甲状靱帯（膜）切開　　　107
　Ⅲ　胸腔ドレーン挿入　　　110
　Ⅳ　電気的除細動・経皮ペーシング　　　113
　　1　電気的除細動　　　113
　　2　経皮ペーシング　　　115
　Ⅴ　開　胸　　　117
　Ⅵ　止血（圧迫，縫合）　　　122
　Ⅶ　バイタルサイン測定（血圧と体温）　　　123

Appendix　略語一覧（医療・航空）　125

　◆医療関係　　　126
　◆航空関係　　　130

索　引　　　134

フライトナース概論

第1章　フライトナース概論

I フライトナースとは

　フライトナースとは，病院外の救急現場へヘリコプターで出動し，緊急度が高く重症なあらゆる年代の患者とその家族を対象として看護を実践し，現場での初療や重症患者の看護を継続しつつ，救急車やヘリコプターで搬送する看護師である。

　ドクターヘリは，2001年4月に本格運航を開始した。2016年10月現在，全国に47機配備されている。ドクターヘリによる救急患者に対する早期の治療開始と搬送時間の短縮によって，その目的である救命率の向上と後遺障害の軽減に効果を挙げている。

　フライトナースは，緊急性が高く重症な救急患者に対して行う瞬時の判断が適切でなければならない。病院外である救急現場では，超音波検査，簡易血液検査など行うことのできる検査は限られている。病院内で行うような画像検査ができないところで，患者を観察しながら必要な処置を行い，患者の刻々と変化する病態に対応しなければならない。また，受傷機転や発症の状況から緊急性の高い病態や疾患を予測し，変化に対応しなければならない。

　フライトナースは，救急・集中治療領域の看護を土台として，意識，呼吸，循環が緊急性の高い状態かどうかを迅速に観察する。観察は，緊急性の高い状態かどうかを常に念頭に置く。野外救急現場において医師とともに患者と接触し，すばやくフィジカルアセスメントを行い患者の状態を把握する。医師の治療方針を確認しつつ，能動的に現場でディスカッションを行う。患者に何が必要かを判断しながら診療の補助を行う。医療処置の結果，

表1-I-1　これまでのフライトナースの活動

2001年	ドクターヘリ本格運航開始
2003年	日本航空医療学会フライトナース懇談会発足
2005年	フライトナース懇談会からフライトナース委員会へ移行 活動の目的「フライトナースの技能の研鑽・向上，質の維持を図ること」
2006年	日本におけるフライトナース選考基準策定 ・看護師経験5年以上救急看護経験3年以上，または同等の能力があることが望ましい。 ・リーダーシップがとれる。 ・ACLSプロバイダーおよびJPTECプロバイダー，もしくは同等の知識・技術を有している。 ・日本航空医療学会が主催するドクターヘリ講習会を受講している。
2007年	日本におけるフライトナースの選考基準と看護実践項目を日本航空医療学会雑誌へ掲載
2007年	フライトナース勉強会開始
2008年	『フライトナース実践ガイド』を発刊
2012年	フライトナース実務評価表作成
2014年	フライトナースラダー作成

患者に起こった変化を評価して，さらに今後起こりうる変化も予測しながらその先の医療処置についても判断できることが必要である。病院内ではない環境で，その時点でどんな医療処置が必要か，処置をその場で行うのか行わないのか，行う場合は処置のタイミングを判断することも必要である。

　フライトナースが看護活動を行う場は，屋外やヘリコプター内であり，医療設備の整っていない場所がほとんどである。患者の状態のみならず医療者も含めた二次災害など場の危険性についても十分認識しつつ行動しなければならない。

（坂田久美子）

II フライトナースの業務

1 救急現場での活動と現場からの搬送

1．救急現場での活動

ドクターヘリで出動した現場は，事案ごとに違う。ランデブーポイントで救急車内の患者と接触する以外に，交通事故現場や労災事故現場，登山道，海岸などの屋外，または患者の自宅での患者接触もある。

病院内の処置室とは違う，どのような場面でも，患者を看る，フィジカルアセスメントができることが必要である。患者接触時，命の危機が逼迫しているかを，脈拍を確認しながら，同時に表情や顔色，会話が可能か，呼吸は正常か異常かを看て，速やかに判断する。持参したバッグや物品で，気道・呼吸管理，循環管理を開始する。たとえば，気管挿管，輪状甲状靱帯切開，末梢静脈路確保，薬剤投与などである。患者の病態の変化・急変を予測し，搬送時間・搬送手段を考慮したうえで，処置を行うのか行わないのかを判断する。X線やCTなどで損傷を確認することができない現場に滞在するのではなく，迅速な搬送を選択し，病院内のあらゆる手段が整った場での処置へつないだほうが安全である。現場では，短時間で意図的に必要な情報を選び，情報収集・情報共有を行わなければならない。

現場に患者の家族が居合わせている場合は，救急隊の協力を得ながら家族の対応も同時に行う。現場での処置は10〜15分を目安に行い，できるだけ早く搬送を行う。

2．現場からの搬送

現場で状態の安定化を図り，救急車のストレッチャーからヘリのストレッチャーへ乗せ換えを行う。医師が呼吸管理を行い，看護師は救急隊と連携しチューブ・ルート管理を行いヘリへ搬入する。乗せ換え時は，患者から目を離すことなく状態を確認しながら，チューブ・ルートが曲がったり抜けたりしないように注意を払う。ヘリ搬入時に，ヘリ機内で継続的な薬剤投与や胸腔ドレーンの管理などが行いやすいように配置する。ヘリ機内は細かい振動があり，風が強い日は揺れることもある。患者に装着しているものの固定が緩むことのないように確認する。

ヘリ機内で心電図監視，血圧測定，SpO₂測定などができるように機器を装着し，観察を行う。ヘリ機内での状態の変化，たとえば嘔吐の可能性を考慮した薬剤投与や吸引準備など，常に先を見越した準備を行い迅速に対応する。

患者には，搬送中は騒音で会話ができないことをヘリ搭乗前に説明しておく。ヘッドセットを使用できる状態であればインカムで会話ができることを伝えて，患者の不安を緩和する。ヘリ搭乗中，あまり話すことはできないが，様子は注意深く見ていることを伝えておく。

病院によって，屋上ヘリポート，病院敷地内ヘリポート，病院敷地外の離着陸場など，ヘリが着陸する場所には違いがあるため，搬送先病院の着陸場所に応じた搬送が必要となる。屋上ヘリポートやヘリのストレッチャーで搬送できる距離ではない場合，ヘリ着陸後，もう一度救急車へ乗せ換えて，病院内の処置室に搬送する。患者の状態や実施した処置・薬剤投与などを搬送先病院へ申し送り，搬送先病院と情報を共有し，継続した看護を提供する。

患者の家族が同乗する場合は，パイロットや整備士の協力を得て安全ブリーフィングを行ったうえで同乗してもらう。家族が同乗しない場合は，搬送先を伝え，携帯電話番号などの連絡先を聞き，電話がつながるようにしておいてもらう。

2 特殊な状況での現場活動

1．現場送り込み

交通事故や労災事故で，患者が救出される前に現場に行くことがある。その場合，ヘリで救急現場近くの場外離着陸場または現場直近に着陸後，消防車両または独歩で現場に入る。その際，患者の発症や受傷機転に応じた物品や医療機器をヘリから降ろし現場に持参する。医師・看護師はヘリから離れるため，ヘリとともに待機するパイロット・整備士へ，携帯電話や無線を使用して行動を伝達する。ごく一部携帯電話がつながらない地域へ行くこともあるため，その際は消防の通信手段を活用する。

2．救出前事案

救出中の患者は，事故車両の中に閉じ込められていたり，工場の機械に身体の一部が挟まれていたり，状況は

さまざまである。そのような現場では，現場用のヘルメットを装着し，現場の消防の指揮本部へ行き，その指揮下に入る。救出中の患者に近づいていいかどうかは消防に確認する。患者の状態を救急隊に聞き，近づくタイミングを話したうえで，患者に声をかけたり触れたりする。患者の身体が車体や機械に圧迫されていて，解除する時に血圧が下がる可能性がある場合は，解除する前に末梢静脈路を確保し輸液ができるかを考慮する。しかし，救出しなければならない事案では，患者の体位はさまざまであるため，末梢静脈路が確保できるとは限らない。また，酸素投与は，救助のために機械を切断し火花が出る作業が必要な場合，引火の可能性があるため使用できない。オイル漏れや漏電の可能性がある場合も使用は控える。救助の進捗を見ながら，医療の介入をどのタイミングで行うのか，完全に救出されるのを待つのか，消防との調整が必要である。

救出現場に入る際は，二次災害の危険性がないかを判断する。路上では交通遮断がされているかを確認する。工事現場の足場を登ったり，降りたりする現場では，自分で安全かを確認する。安全を優先し，待機することも考慮する。

3．救急隊現着前の現場活動

ヘリが覚知要請され，救急車の現場到着が時間を要する場所では，ヘリのほうが救急車より先に現場に到着することがある。消防の指示によって，救急車や指揮車・支援車が来るまで上空待機になる場合もあるが，場外離着陸場や現場直近の安全が確認できれば着陸することもある。

救急隊よりも先に患者に接触する場合，たとえば，バイク事故で路上に倒れている患者に直接対応することになる。道路の周辺の安全を確認しつつ，患者に接触し，救急車が到着する時間を確認しつつ，どこで観察・処置を行うかを決めて対応する。ヘリに搭載しているバックボードや医療機器を持ち出して使用する。関係者がいるかを確認し，受傷機転や既往歴，家族への連絡などの情報収集を行う。周辺に関係者ではない人が多数いる場合には，離れるように伝え，プライバシーに配慮する。屋外では，救急車がプライバシーを保ちつつ診療が行える場となるため，救急車が到着したら，速やかに救急車内に搬入する。

3　病院間搬送

ドクターヘリによる搬送が必要と判断した生命の危険が切迫している患者や重症の患者で，重症患者管理や手術が必要である場合などに病院間搬送を行う。事前準備として，搬送元での患者の状態や留置されているチューブ・ルート，継続する薬剤・治療を事前に情報を収集する。

ランデブーポイントやヘリポートで患者の引き継ぎを行う。搬送元で処置中だったり，多くのチューブ・ルート，薬剤，医療機器を使用している場合は，搬送元の処置室や病室まで出向き，搬送に適した状態に整えてヘリに搬入することが望ましい。

（坂田久美子）

Ⅲ フライトナースに必要な管理

　ドクターヘリ活動において，救急医療現場に向かうのは医師，看護師のみである．切迫し，緊迫した救急医療現場で人，物品，時間の限られるなか，最大の医療をチームで提供しなければならない．また，フライトナースは日常より自己管理を行い，自分自身で考え行動ができ，的確で迅速な判断のもと安全に看護実践が行えることが前提となる．さらにドクターヘリ運航に関する業務に加え，直接プレホスピタルにかかわるため救急現場での観察力や適格な判断，コーディネート能力やリーダーシップが求められる．そのため，院内においても医師や看護師，多職種間での連携やリーダーシップがとれることはもちろん，後輩の教育・指導ができることが必要である．

　フライトナースの看護管理者は，ドクターヘリ事業に関するフライトナースの業務管理を行い，フライトナースの実践の成果に責任をもつという認識が必要である．

1　管　理

1．自己管理

　フライトナースにおける自己管理能力とは，常に目標や目的をもって模範意識のもと業務の遂行が行えることである．協調性があり時間管理，業務管理，体調管理ができて，仕事や人のマイナス面を評価したり言い訳をしたりするのではなく自分と向き合うことができなければならない．自分の感情や気分を表に出すのではなく，良好なコミュニケーションが普段からとれ，問題に気づくことができ，それを言葉として表現できるということである．自己管理ができなければ後輩指導もできず，誰からも信用されない．

　フライトナースになりたい，資格を習得したからという理由で搭乗するのではなく，自分は何のためにどうしてドクターヘリ業務に携わるのか，目的意識を持つことが重要である．ただフライトスーツを身に着けて「成功しているように見られたい」という理由なら，本来目指すフライトナースにはなれないであろう．

　自己分析した時，目標達成までの道のりがたとえ厳しい状況であっても，目標に向かって自分の気持ちをコントロールし，モチベーションを維持しながら長期的に自己管理できることが，フライトナースとして成長していくための重要な鍵となる．

2．労務管理

　現在ほとんどの施設では，フライトナース業務は救急外来やICU，救命病棟との兼務であり1人体制である．そのため，待機中は出動要請がなければ通常の業務に就いているが，1日の出動回数は複数回になることもあり，フライトナースの疲労に対するサポート体制も重要となる．岡山県ドクターヘリの場合，運航当初から出動中の要請や連続した出動要請，複数傷病者発生時の要請に対応するために，ファーストナースとセカンドナースの2名でスタンバイするセカンド体制を導入している．これはドクターヘリの運航における成果だけではなく，ファーストナースが体調不良となったときや連続出動の交代要員として対応するセカンドナースの存在が，フライト業務に対する安心感を与え疲労のサポートをしている．

　ヘリ搭乗中の気圧の変化や連続出動などは，予想以上に疲労の原因となるため，管理者はフライトナースの疲労の程度を把握したうえで勤務形態を配慮する．また，交代勤務や適切な休日確保のため，フライトナースが連日業務に携わらなければならないという状況は避けなければならない．そのため，施設においては適正な人数のフライトナースを確保しておく必要がある．

3．業務管理

　フライトナースが個々の技量や能力を発揮していくためには，チームとしてモチベーションを上げて業務に携わることが大切である．フライトナースがフルに自己の能力を発揮するためには，そこに適した人材配置が必要であるということである．環境，物品が揃っていてもそれを適切に活用できる人材でなければならない．限られた時間内で業務が遂行でき，どのように工夫すれば日々の仕事がスムーズに行えるか，目標を達成するためにどうやったら皆が協力し合える環境を作ることができるかを考えることも，フライトナースにとって重要な役割である．

4．物品管理

　ドクターヘリに搭載している物品やドクターバッグの物品は定数管理をし，使用したら次の要請に備えて不足のないように補充しておく必要がある．また，スタンバ

イ前には破損や不足がないように点検，管理しなければならない。持ち出した物品は忘れ物がないように医師と協力し合い管理しなければならない。忘れ物をした場合には即座に対応する必要があり，次の事案や翌日に影響がないようにする。

また，ドクターバッグは現場に持ち出すことが多いため，重量を考慮し必要な物品こそ配備しておく必要がある。そのため，使用頻度から物品配置や在庫管理を行い，使いやすさの工夫をしながら定期的に見直すことは，安全な医療の提供とコスト削減にもつながる。

5．医療機器管理

ドクターヘリに搭載している医療機器は，持ち出しによる破損，機内の高低温に伴うさまざまな故障などを考慮し，安全かつ確実に使用できるよう日常の保守点検をスタンバイ前に欠かさず行う。特に医療機器は，臨床工学技士の介入による定期な点検を併せて行う。異常や故障の際には運航に支障をきたさないよう代替器の準備を速やかに行う。

ヘリ機内は搭載スペースが限られているため，搭載する医療機器の選択および飛行中の振動で落下しないように固定の工夫が必要である。日常点検時には医療機器の作動点検に加え確実に固定がされているか，ゆるみがないかなどの確認も忘れずに行う。また医療機器を現場や医療機関に持ち出すこともあるため，破損や置き忘れのないように管理する。

6．リスクマネジメントと危機管理

危機とはすでに発生した事態を表し，リスクとはまだ発生していない危険を意味する。ドクターヘリ運航においては，危機の発生前から発生後までいつか必ず起こるという前提のもと予防策を考える必要があり，最小のヒヤリハットから未然防止対策を検討しなければならない。フライトにはまったく同じ事例はないため，気づく視点や対応方法も異なり，経験した人にしか理解できないこともある。そのため日々の振り返りのなかで，できることは精一杯やったという自己満足に終わらず，もっとほかにできることはなかったかということを常に考える必要がある。フライトクルー間の情報共有のみならず，想定外のことが起こるかもしれないという意識をもつことこそが安全運航につながる。

2 安全管理

ドクターヘリ基地病院の増加とともに，安全運航に関わる意識も強くなっており，各基地病院においては独自の安全対策を行っているのが現状である。現在日本では，ドクターヘリ運航において死亡事故は発生していない。人身事故0を継続していくためには，日々安全運航に意識を向けていかなければならず，医療の安全，運航の安全を運航クルー全員で担保しなければならない。

1．医療安全

1）感染防止対策

ドクターヘリで扱う患者はすべて感染扱いとし，スタンダードプリコーションの基準に従って行動する。患者の処置のために使用した針や医療機器，ガーゼなどは針刺しや曝露など取り扱いには注意が必要となる。特に針や鋭利な医療材料など使用した物品は，適切に廃棄しスタッフの間で確認し合うといったルールを設けるなど，安全対策が必要である。

2）個人防護具

肺結核やインフルエンザなどに感染している患者の搬送においては，搬送手段を検討する。運航クルーの感染暴露の防止対策も必要である。感染防護具には，ガウン，ゴーグル，マスク，手袋，N95マスクなどがある。

3）機内清掃

患者の状態によっては機内が体液や血液で汚染されることもあるため，患部の汚染拡大が事前に予測される場合には，ストレッチャーの上に防水シートを敷いたり患部の保護など二次汚染防止策を心がける必要がある。機内を清潔に保つために，出動ごとの機内消毒を整備士とともに行うことが望ましい。機内消毒については，院内マニュアルに準じて行う。

2．現場での安全

現場では患者がまだ救出されていない状況で要請が入ることもある。交通事故現場や作業現場で活動する時には，個人装備を装着し現場の指揮官の指示のもと医療活動を開始しなければならない。混乱した救急現場の中で医療者は目前の患者に早く接触したいという思いから，自らの安全確保を軽視することで二次災害を起こす可能性もある。医療者としての使命感のみで行動してはならないことを念頭に置かなければならない。

3. ヘリの安全

1）離着陸時の安全

ヘリに搭乗し，座席に着いたらドアが確実に閉まっているか確認する。またインカムと一体化したヘルメットの装着またはヘッドセットを装着し，ヘリ機内で早期にコミュニケーションがとれるようにする。

パイロットからヘリ離陸の確認がヘッドセットを通じて入った際には，搭乗スタッフは離陸が可能な状況を伝える。返事がない場合は，ヘッドセットのトラブルか患者の急変か，後部席の状況はパイロットや整備士にはわからないため，離陸時のコミュニケーションは重要である。

ローター回転中のヘリコプターから降りる時には，機体から垂直に低姿勢で外に出る。テールローターには絶対に近づかないようにする。

2）飛行中の安全

フライトナースは運航クルーの一員であることを忘れてはならない。飛行中は機外の見張りを行い，飛散物や飛行物体を発見した時にはパイロットに知らせる。また，機体の揺れなどで機内の搭載資機材が揺れたり落下する可能性も視野に入れ，離陸前にきちんと固定ができているか確認する。

ヘリ機内では原則シートベルトを着用するが，患者の急変などで処置が必要な場合にシートベルトをはずすことがある。なるべくそのような状況にならないように，患者に対してはヘリ収容前に適切な処置を実施する。

3）自己の安全

医療者が救急現場で活動するためには，二次災害の危険性を視野に入れて活動しなければならない。個人防護装備としてはヘルメット，ゴーグル，難燃性のユニフォーム，手袋，安全靴を着用する。また，通信手段として無線や携帯電話を携行する。

ユニフォームの袖は下ろし，肌を露出しないようにして，引っかかるようなものを身に着けない，ポケットに入れたものが落ちないようファスナーを閉めるなど，個人装備は安全に現場活動を行ううえでも重要である。

4）患者・家族の安全

患者を収容し移動する時には，ストレッチャーのベルト固定の確認，バックボード固定の行う。ヘリコプター内に患者を収容するとローターの音などで突然不穏となり体動が激しくなる場合もあるため，気管挿管チューブや点滴ルートなどの自己抜去などがないように固定を確実に行う。また可能であればヘッドセットを装着させ，医療者とコミュニケーションがとれることを説明する。バックボード固定などでヘッドセットの装着ができない場合，コミュニケーションがとれる状況であれば患者が気分不快などを伝えられる手段をフライトナースが提案することは，患者に安心感を与える。

家族が同乗する時にも，シートベルト固定とヘッドセットの装着を行い，医療者とコミュニケーションがとれることを説明する。フライトナースは患者だけでなく家族や関係者の心理状態や体調などへの配慮が必要である。

5）安全ブリーフィング

搭乗の当日は，業務開始前に運航スタッフによる飛行前ブリーフィングを行う。内容としては当日の天候，日没の確認，出動範囲，安全教育，運航上の注意点，連絡事項，無線の作動状態確認のほか機内の搭載物の確認，医療機器の作動状態を確認する。

待機終了後のデブリーフィングでは，当日のフライトを振り返り運航上，医療上から問題点や反省点などスタッフ間で情報共有し，問題点がある場合にはその解決策を検討する。症例ごとの振り返りは，経験した人にしかわからず言語化しないと伝わらない。自分自身の自己満足に終わるのではなく，想定外のことが起こるかもしれないということを常に念頭に置き，インシデント・ヒヤリハットをデブリーフィングで抽出し共有していくシステムを，施設で構築していく必要がある。

（藤尾　政子）

3 医薬品の管理

2007年，医療法施行規則において，病院・診療所に対して「医薬品・医療機器の安全使用。管理体制の整備[1]」が新たに義務付けられた。救命救急や集中治療の場においてはハイリスク薬剤を使用する場面が多く，医療の質と安全性の向上を図るため薬剤師が部門に配置され，積極的に救急医療にかかわる施設も増えている[2]。ドクターヘリは，現場で初期診療を開始する場であり，救急医薬品を患者へ初めて投与する場となるため，フライトナースはドクターヘリに搭載する医薬品の管理，点検，投与にいたるまで，その責任をもつ立場にある。救急現場では，すべてが口頭指示であるため，薬物作用の知識，処置の流れを把握した，迅速かつ正確な薬剤投与が不可欠である。

1. 医薬品の搭載

ドクターヘリで救急現場へ携行する医薬品は，ドク

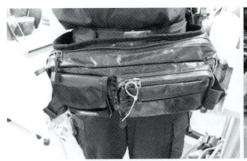 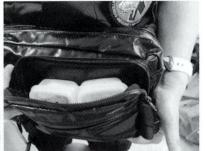

図1-Ⅲ-1　麻薬および類似薬はウエストポーチに入れて携行する

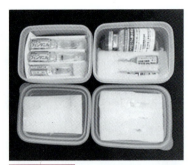

図1-Ⅲ-2　ケースの内側に緩衝材を用いている

ターヘリ出動要請基準[3]（ドクターヘリ搬送の対象となる傷病者の具体的状態の例）を参考に，これらの病態への対応ができる緊急医薬品を搭載することが望ましい。基地病院におけるドクターヘリの地域ニーズを考慮し，携行する医薬品の検討を行うことも重要である。救急現場やヘリ内で使用する薬剤は，清潔，迅速，針刺しリスクの観点から，注射器に薬液を詰め替える作業が極力避けられるように，プレフィルドの製品がある薬品はプレフィルドタイプを搭載するようにする。施設によって，鎮痛目的で麻薬および類似薬や鎮静目的で向精神薬を携行する場合もある。

2．医薬品の投与

　薬剤の投与量，投与方法はフライトドクターの指示により決定されるが，口頭指示であるため薬剤名と投与量，投与方法を確認，復唱後に投与する。投与後は実施内容と投与時間を伝達し，初期診療に携わるすべてのスタッフが認識できるようにする。また，薬剤の効果，副作用についての知識を持ち，患者の反応や，バイタルサインを経時的に測定し，継続した観察を行う。後の記録への記載に不備が生じないよう，現場で記録ができない場合には，薬剤名，量，時間をメモに残しておく必要がある。例として，輸液ボトルなどに一時的に記載しておくこともある。

3．医薬品の管理・点検

　ドクターヘリで携行する医薬品は定数管理とし，点検チェックリストを基に毎日点検を行う。保管場所が院内と違い，専用のバックで保管し，現場へ持ち出されるため，アンプル類の破損の恐れがある。そこでパッケージの破損の状況および期限切れなども確認する。フライトナースは日常点検を行いながら，薬品の配置などを覚え，緊急時に備えたイメージトレーニングをしておくことも大切である。待機中は，第三者の持ち出しができない場所，方法で管理する。薬品の劣化は空気，湿気，乾燥により招かれるため，保管場所の湿度環境など適正管理ができる状況で管理する。特に待機中のヘリ機内は季節によって温度差が生じ，適切な保管ができない可能性があるため，条件に適した管理ができる場所を工夫する。

4．麻薬および類似薬の携行

　麻薬および類似薬の携行に関して，心血管疾患におけるドクターヘリの有用性は示されており，非麻薬性鎮痛薬やニトログリセリンで効果のない急性冠症候群では，塩酸モルヒネの投与などを実施する[4]。病院前においても，患者の強い疼痛緩和のために使用が検討されることもある。しかし，本来麻薬の管理は「薬局内に設けた鍵をかけた堅固な設備内に保管する」ことが求められている。そこでドクターヘリで病院外へ持ち出す場合には，「麻薬及び向精神薬取扱法」に基づき，待機時の保管方法，持ち出しルールを作成し，それに準じた管理を行う必要がある。

　順天堂大学医学部附属静岡病院では，運航当初より麻薬および類似薬を携行しており，取り扱いについては，管理薬剤師の指導の下，マニュアルを作成しフライトナースがそれに則して管理している。携行については，ウエストポーチに入れ常に身につけ，簡単に開かないように結束バンドを用いてロックしている（図1-Ⅲ-1）。また，破損防止にケースの内側に緩衝材を用いて保管している（図1-Ⅲ-2）。

　麻薬および類似薬使用時には，空アンプルの紛失や残薬剤を破棄しないように管理する。特に注射器に詰めた薬剤の押し子がスライドし，残量が減ってしまう可能性があるため，テープなどで押し子を固定するなどの工夫をし，紛失のないよう細心の注意を払う。

文　献

1）医療従事者のための医療安全対策マニュアル；日本医

師会ホームページ，2008.
http://www.med.or.jp/anzen/manual/menu.html
2）川田　敬，長崎大武：救命救急センターにおける医薬品安全管理への薬剤師の貢献，日病薬誌 2012；48（2）：181-184.
3）日本航空医療学会　監修，小濱啓次他　編：ドクターヘリ導入と運用のガイドブック，メディカルサイエンス社，2007，pp6-7.
4）小濱啓次，杉山貢，坂田久美子：フライトナース実践ガイド，へるす出版，2008，p166.

（野澤　陽子）

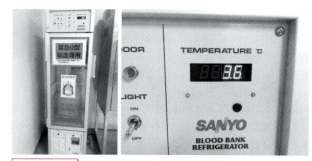

図1-Ⅲ-3　温度記録計が付いた専用保冷庫

4　輸血の管理

重症外傷や大動脈瘤破裂，大量吐血などで出血性ショックに陥っている患者に対する現場活動において，緊急用O型赤血球液を持ち出し投与することは，出血性ショックからの離脱，心停止の予防につながる。しかし，持ち出しについては十分な管理が必要であり，病院内での取り決めを検討したうえで行わなければ大きな事故につながることも認識しておかなければならない。

ここでは，東海大学医学部付属病院における緊急用O型赤血球液の持ち出しに関する管理について述べる。

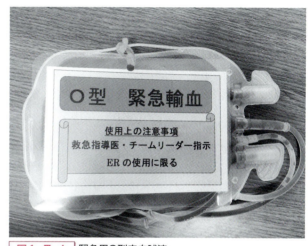

図1-Ⅲ-4　緊急用O型赤血球液

1．緊急用O型赤血球液の取り扱い

東海大学医学部付属病院では，緊急用O型赤血球液を救命救急センターに常備する体制をとっている。品質管理は温度記録計のついた専用保冷庫（**図1-Ⅲ-3**）で保管し，輸血室と救命救急センターが合同で確認を行っている。運用上の責任は輸血室が担っている。

①救命救急センターに緊急用の輸血として緊急用O型赤血球液2単位を4本常備する。

②患者本来の血液型判定のため，輸血開始前に投与される患者の血液型，交差試験検体を採取する。

③緊急用O型赤血球液の使用の判断は，出血性ショックなどの時間的余裕のない場合において救急指導医の判断のもとに行う。

④使用場所は救命救急センター内のみとする。

⑤患者血液型判定，交差試験実施後に，患者に血液製剤が払い出された以降は，緊急用O型赤血球液ではなく払い出し製剤を優先して使用する。

⑥緊急用O型赤血球液の運用は手書きの輸血伝票を用いる。病院システムへの登録は記載された伝票をもとに輸血室にて行う。

⑦緊急用O型赤血球液は，ほかの患者払い出し製剤と区別するために，識別ラベルをつけ，血液型・交差試験実施前であることを明示する（**図1-Ⅲ-4**）。

⑧緊急用O型赤血球液の保管は自動温度記録計付き専用保冷庫で保管し，温度点検および輸血製剤の交換，管理は輸血室が行う。緊急用O型赤血球液を使用したら補充のため輸血室に連絡する。

⑨血液型が判明し，本人の血液型が確定したら速やかに本人タイプに切り替える。その時点で，再度確認用検体を輸血室に提供する。

2．緊急用O型赤血球液を持ち出す場合

①持ち出す物品
- 緊急用O型赤血球液（2単位製剤を2本または4本）
- 輸血実施伝票（手書き）
- 血液型検査用採血管：血液型確認用の伝票を使用しラベルは採血管にあらかじめ貼付しておく。
- 搬送容器（**図1-Ⅲ-5**）：温度記録計・蓄冷剤

②持ち出しの判断基準

ドクターヘリ，ドクターカー，洋上救急等，院外救急活動の要請時情報で出血性ショックに陥っている，または今後陥ると予測された場合で，出動する

救急指導医の判断で持ち出す。
※持ち出しを判断するキーワード例
・外傷によるショック
・胸腹部大動脈瘤破裂等の内因性ショック
・吐血・下血（消化管出血）にともなうショック

③温度管理

緊急用O型赤血球液の温度管理は病院内と同様に2〜6℃で管理する。持ち出す際には専用の搬送容器に蓄冷剤を入れ適切な温度管理を行う。専用の搬送容器は数時間，一定の温度管理が可能であることをあらかじめ検証しておく（東海大学医学部付属病院の場合は8時間まで可能であることを検証済み）。

④輸血室との連携

ドクターヘリ・ドクターカーの場合：緊急用O型赤血球液の持ち出しにあたり輸血室への連絡は不要とし，使用した場合には輸血室に連絡し補充を依頼する。

洋上救急の場合：洋上救急は長時間の輸血搬送となるため，長時間搬送専用の搬送容器を輸血室から取り寄せる。

※長時間搬送については，日本赤十字社が小笠原諸島などへの搬送に使用している血液運搬装置の導入を検討している。

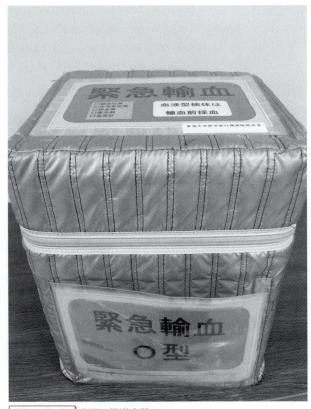

図1-Ⅲ-5　専用の搬送容器

3．現場での使用手順

①医師が緊急用O型赤血球液投与を指示する。

②医師は患者または家族に緊急用O型赤血球液投与の理由，予想される合併症などについて説明する。輸血の同意書の作成は事後となるが，病院到着後の診療録には説明と同意の経緯を記載する。

③輸血開始前に患者の血液型・交差試験検体を採取する（輸血投与が予測される場合には末梢静脈路確保時に採血をしておく）。

④採取した血液は，あらかじめ用意してある血液型確認用伝票のラベルが貼付された検体容器に入れる。

⑤輸血伝票と血液型確認用検体の伝票に，患者の氏名を手書きで記入する。

⑥緊急用O型赤血球液，単位数，ロット番号，使用期限を医師とともに確認し患者に投与する。

⑦輸血開始後は通常通り副作用の観察を行い輸血伝票に記録をする。

4．病院到着後の対応

①輸血伝票と輸血製剤のロット番号の確認を救命救急センター看護師と行い引き継ぐ。

②現場で採取した血液型・交差試験用検体を輸血室に速やかに提出する。

③持ち出した緊急用O型赤血球液を使用しなかった場合は，速やかに持ち出し物品一式を輸血室に返却する。輸血室は返却された搬送容器内の温度記録計をみて，持ち出し中に適切な温度管理ができていたかを確認してから保冷庫に戻す。適切な温度管理ができていなかった場合，管理できていなかった時間を正確に把握し，廃棄血とするかどうかを判断する。

（山崎　早苗）

Ⅳ 看護倫理，倫理的配慮

　医療の高度化と専門化に伴って，適切なインフォームドコンセント，自己決定権の尊重，情報開示が進み，倫理的問題に直面する場面も増加している。このような保健医療福祉を取り巻く状況の中で，患者の権利や尊厳を擁護する立場である看護師の役割は重要になってきている。救急医療領域では，状況が複雑なために生じる倫理的側面が多い[1]とされ，さらにドクターヘリやドクターカーなどの運用により，病院前より医療介入が始まり，より複雑な状況での倫理的問題に直面する機会が増えている。そのため，そこに従事する看護師は専門職として倫理規範に基づき，患者の擁護者として人格を尊重した医療選択に判断を置き，看護実践を行う必要がある。

1．プレホスピタルで起こりやすい倫理的な問題

① 突然の心肺停止状態，意識障害により自らの「自己決定」ができず，蘇生行為や侵襲的処置を施す場合のインフォームドコンセントが成立しない，患者が自己決定できない状態で対応する場面が生じる。

② 発生場所が多岐にわたり，家族や重要他者が不在な場合があり，代理意思決定者不在のまま治療を開始する場面が生じる。

③ さまざまな社会的背景から，自殺企図や自傷行為による受傷や身分確認ができるものを所持していない身元不明患者への対応場面が生じる。

④ 重症にもかかわらず，治療やヘリ搬送に対して拒否的な態度を示し，患者の意向に合わず，現場での医療行為が円滑に行えない状況が発生する。

⑤ 出先での発症により自宅近隣や，慢性疾患でかかりつけ医への搬送ができず，患者本人の意向に反する救急施設へ搬送となる状況が発生する。

⑥ 医療行為が，発生現場で施される場合もある。また，ヘリ機内への移送は，いったん外空間に運び出されるため，現場での医療行為にともなうプライバシー保持の問題が生じる。

⑦ 多数傷病者発生の場合には，優先順位をつけて搬送方法・搬送順位を決定するが，すべての傷病者に対して十分説明をする時間的余裕がない。多数傷病者発生時の搬送に関して説明不足が生じる。

⑧ 患者にとってヘリコプター搬送は異空間であり，病態も相まって患者は不安な状況である。しかし，エンジン音により十分にコミュニケーションをとれる環境ではないため，コミュニケーションエラーが生じる可能性がある。

⑨ ヘリ搬送は，同乗人数の制限やリスク回避のため，家族や重要他者が同乗できないケースもある。家族や重要他者がいない空間において搬送中の急変など想定外の出来事が発生する場合がある。

⑩ 搬送中家族や重要他者が，重篤な患者を目の当たりにせざるを得ない状況（心肺蘇生中や惨事事例）への対応場面がある。

2．フライトナースの役割

　医療行為には十分なインフォームドコンセントが必要となるが，プレホスピタルの現場では，限られた時間・資器材のなかでの治療となるため，時間的な余裕が一切ない場合がある。そのなかでも，できる限り現状把握ができる情報提供の時間を確保する必要がある。看護師は患者の状態を即座にアセスメントし，治療の予測とその準備を行いながら，タイミングを見て医師への働きかけをする。また，処置が終了したら，その処置に対する説明をする，質問に対しては真摯な回答を手短に行うなど，限られた時間のなかで患者，家族を擁護する姿勢が重要である。また現場では，周囲の視線を遮る工夫を救急隊と行いながら，初期診療の場が適しているか調整し，プライバシーの保護に努めること，そして十分な同意がとられない状況の場合には，現場でできる最善の治療をすることである。現場から心理・社会的問題に気を配り，搬送先の病院へ状況を伝達していくことも重要な役割である。

　救急現場では，時間的な制約のなか医療者の最善と思われることが一方的に施される場面にも遭遇し，フライトナースは患者側，医療者の立場から倫理的ジレンマが生じる可能性がある。しかし，現場で相談できる相手はフライトドクターのみであり，もしくは1人で判断し，倫理調整を行わなくてはならない。そのため不測の事態が発生した場合でも，冷静に場のマネジメントを行える自律性を備えた能力が求められる。そこで，フライトナース間で他者の対応事例にも目を向け，倫理的問題と捉えられる場面を抽出し倫理原則[2]に基づいた分析を行いながら，倫理的感受性を高めることが重要である。救急

の場面では倫理的問題が生じやすいため，現場でできる最善の治療が円滑にできるよう自己研鑽に励むことはもとより，日々のデブリーフィングを活用し，医療クルー全体で現場で起こった問題に対して倫理的側面から振り返り，情報共有していくことが望ましい。

文献

1）救急医療領域における看護倫理ガイドライン．一般社団法人日本救急看護学会，2015；17（2）：94.
2）倫理原則；日本看護協会ホームページ．http://www.nurse.or.jp/rinri/basis/rule/
3）看護者の倫理綱領．看護者の基本的責務，日本看護協会出版会，2006，pp42-48.

（野澤　陽子）

V フライトナースのメンタルヘルス

災害現場で活動する救援者は，義務としての出動，職業意識，責任感，社会的期待などにより，職務特有のストレスを受けやすいと言われている[1]。災害，救急現場で活動するフライトナースも例外ではなく，過酷な労働環境において重大な責務を負い，身体的，精神的負担の大きい職務である[2]。その中で最高の医療と看護を提供し，患者に寄り添いたいと奮闘するフライトナースは，活動に対する強い使命感を持っていると同時に，大きな不安を抱えながら活動を行っていることが指摘されている[3]。この使命感と不安という相反する2つの感覚は，満足のいく活動・良好な患者予後が達成できた場合にはやりがいにつながるが，個人の能力を超えた範囲や思うような活動ができなかった場合は，心的外傷ストレスとなり得る可能性がある[4]。災害時のストレス反応は被災者や傷病者だけではなく，救援者にも表れる「異常な状況下における正常な反応」[1]であることを理解しておくことが大切である。

わが国のドクターヘリ事業においては，十分な惨事ストレスケア体制が整備されている施設は未だ稀有な存在である。

1 惨事ストレスとは

1．惨事ストレスの定義

惨事ストレス（critical incident stress）は，通常の対処行動規制がうまく働かないような問題や脅威（惨事）に直面した人か，惨事の様子を見聞きした人に起こるストレス反応と定義される。惨事の例としては，地震・洪水や水害・噴火・津波・台風などの自然災害や，交通事故・火災・ビルの崩壊・テロ・戦争などの人的災害や事故・暴力・レイプ・虐待などの暴力行為などが含まれる[1]。

2．ストレス反応とは

惨事ストレスによって起こり得るストレス反応は，大きく4つに分けることができる。

①身体的特徴：呼吸や心拍数の増加・頭痛・下痢・便秘・発汗・不眠・食欲減退・胸やけ・頻尿など
②精神的特徴：悪夢・入眠困難・想起困難・感情の麻痺・現実感の消失・注意力の減退・集中力の低下・フラッシュバック（忘れようとしている事が意に反して突然蘇る，情景が突然現れる）など
③情動的特徴：不安・恐怖感・おびえ・怒り・悲嘆・無力感・罪悪感・悔恨・イライラ感など
④行動的特徴：過度の活動性・落ち着きのなさ・深酒・過度の薬物利用・休めなくなるなど

3．惨事ストレスを受ける人の分類

惨事ストレスを受ける人の立場や職業は，**表1-V-1**の4種に整理することができる。

2 当施設（埼玉県）における惨事ストレスケア対策

フライトナース志望者は，救急看護師としての日常業務の中で必要な能力を養い，強化していくよう訓練される。訓練内容は1年間で，動画を用いたシミュレーション訓練・ヘリ搭乗訓練（on the job training）・グループディスカッション・フライトフィードバック・惨事ストレス概論について受講し，航空医療に必要な知識と看護

表1-V-1 惨事ストレスを受ける人

1次被害者
被害者・被災者
1.5次被害者
被害者や被災者の家族・保護者（遺族）
2次被害者
職業的被害者　　　　　　　　　　・・・消防職員，警察官，軍人
災害時に救援することが多い職業・・・医師，看護師，カウンセラー
職業とは無関係に救援　　　　　　・・・災害ボランティア
惨事を目撃しやすい職業　　　　　・・・報道関係者
3次被害者
報道で衝撃を受けた地域住民など

抜粋：Taylor & Frazer（1981）を参照し作成，松井豊：惨事ストレスへのケア[5]

を学習する。ここでは、フライトナースが実際に経験し、惨事ストレスの講義やグループディスカッションを訓練に取り入れるきっかけとなった事例を以下に述べる。

1. 事例紹介[6]

1) 事 例

事例は、救助活動に時間を要し、警察も関与、応援医師によって現場で下肢切断が必要となった複数者の凄惨な事故であった。

フライトナースは活動直後から、現場の情景が鮮明に思い出される、見たものが現実のものとは思えない、集中力が低下し活動内容を整理しようと思うが考えがまとまらない、多弁傾向といった症状を呈していた。活動当日フライトナース自身は、これらの症状を自覚していたものの単なる疲労と考えていた。活動に携わった消防関係者からも、予想した状況をはるかに超えていた、悲惨な光景や状況に遭遇してしまった、現場での二次被害への恐怖感、十分な活動ができないことによる無力感というような意見があったことが後日聴取された。

活動翌日、フライトナースの同僚が症状に気づき、医師に相談した結果、惨事ストレスケアを目的とした講義が実施された。講義の主な内容は、惨事ストレスの存在を知ること、誰もが経験し得る正常な反応であること、自分自身がストレスを自覚すること、同様の経験を持つ者同士で感じたことを発言し合い、互いを気遣い、支援することであった。

講義直後、医師1名、フライトナース4名でグループミーティングを20分間実施した。フライトナースの訴えの1つに「活動内容がまとまらない」ということが生じていたため、フライトナースの活動に関する事実確認の時間を多く設けた。その時どのような気持ちであったのか、不安や恐怖感、無力感という感情を十分表出できるように関わった。

その活動下での感情の開示ができたことで、フライトナースからは「皆に話を聞いてもらえたことで無力感、後悔の気持ちが軽くなった」との発言があった。他3名のフライトナースも、同様の感情を抱き、苦しんだ時期があったことなど、各自の経験談を自由に表現した。その結果、講義の内容に挙げたように「ストレスの存在を認識し受け入れることができた」「自分だけではない、誰にでも起こる正常な反応であることが理解できた」との発言が聞かれた。

グループミーティングに参加した全員が、同じ境遇の共感できる仲間同士であり、傷の舐め合いではなく、良き相談相手、良きライバルとして支え合い、助け合っていくことの重要性を再認識した。

2) グループミーティングの有用性

本事例に関するグループミーティングは、講義直後の1回で、フライトナースの発言からストレスの軽減ができたと評価された。さらに、このグループミーティングの有効性をフライトナース各自が実感できたとの意見があり、フライト後お互いの活動の様子や気持ちを話し合う習慣が生まれた。

本事例においてフライトナースは、フラッシュバック、現実感消失や集中力低下に示される解離性症状、多弁傾向に示される覚醒の亢進といった症状を呈していた。これらの症状は、アメリカ精神医学会による精神疾患の分類と診断の手引き（DSM-IV-TR）[7]の急性ストレス障害の診断基準に示された症状に含まれており、フライトナースが特殊な環境や凄惨な状況による惨事ストレスから、急性ストレス障害の近似症状を呈したものと考えられる。松井はグループミーティング技法によって期待される効果として、対象者の急性ストレス障害の低減を挙げている[8]。

本事例では、フライトナースの精神症状に対してグループミーティングを実施したことで、講義内容の理解をより一層深めることができたと考えられる。そして、グループミーティングの場における他の参加者からの助言や励ますような支援的な雰囲気、さらに自らの経験を言語として表出することによって、精神症状が低減した可能性が示唆される。

一方、グループミーティングの有効性は、構成員間の人間関係に大きく左右されると考えられる。本事例においては、同じ境遇にある同僚と気軽に話ができ、相手の精神状態の微細な変化が認識できるような円滑な人間関係が構築されていたうえに、ストレス対処について一定の共通理解があったことが、グループミーティングが有効であった理由と推察される。

グループミーティング技法には、外傷的出来事（惨事）に遭遇した直後に小集団でその経験を話し合うデフュージングや精神的健康の専門家や訓練された職員によって行われるデブリーフィングなどの種類があり、現在では多くの災害救援組織に普及している[9]。しかし、デブリーフィングについては、Evarly、Flannery、Mitchellによるレビュー[10]等で惨事ストレスケアにおける有効性が報告されている一方で、対象者個々に実施する個別デブリーフィングの効果の乏しさ[11]や単独（一回限りの）デブリーフィングの無効性[12]、ストレス反応の尺度を用

いた場合の結果の非一貫性[13]等が報告されている。

これらの報告に示されるように，惨事ストレスケアにおけるグループミーティング技法の有効性については一貫した結果が得られていないため，適用にあたっては方法や対象の選択に慎重を期す必要もある。

当施設では，この事例を機に強いストレスを受けやすい搭乗訓練期間中は，適時看護管理者の面接が行われる。さらにフライトドクター，フライトナース間での訓練の状況報告や，必要時は心理検査を用いてメンタルケアが行われている。

2．事前教育

当施設ではヘリ搭乗訓練（on the job training）開始前に，専門家等による「惨事ストレス」に対する講義を受け，活動現場の実際を動画にて事前にイメージできるシステムを構築している。

事前教育では，活動に伴う心的負担に着目する必要がある。金らは「災害時の救援者の事前対策として救援者に生じ得るストレスについて，それが恥じるべきことではなく，適切に対処すべきであることを教育しておくことが有効である」[14]と報告している。また活動中の否定的な感情を予防するための事前訓練も必要である。重村らは，「遺体関連業務をする救援者の心的負担を軽減させるために，業務前に可能な限りの事前訓練を行い，活動で予測される事態や活動に伴う不快感，感情移入しやすい遺体の特徴などを知り，予想される様々な事態を想定させる心の準備が必要である」[15]と指摘している。フライトナースが活動する現場は予測困難であるが，災害の情景のスライドや動画を見ておくなど，事前に災害，救急現場がイメージでき，「心の準備」をすることで，否定的感情に対応することが可能であると言える。

3　まとめ

メンタルヘルスでは，フライトナース同士がお互いを理解でき，メンバーの微細な変化にも気づけ，感情を表出できる雰囲気を作ることが大切である。また，スタッフ間で解決できない場合には，早期に専門家の介入ができるような風土作りが必要である。これらを踏まえた事前教育や訓練，組織的な取り組みが可能な活動支援システムの構築が期待される。

文献

1) 松井豊：災害救援者の惨事ストレス，松井豊編，惨事ストレスへのケア，ブレーン出版，2005，pp 3-17．
2) 東京消防庁人事部厚生課：惨事ストレスの手引き，2012，pp 1-12．
3) 市村美帆：病院前救急診療活動を行う医師の活動中の感情と普段の精神的健康状態との関連，日本救急医学会雑誌 2014；25：141-151．
4) 増野智彦，重村朋子，吉野美緒，他：病院前救急医療における心的外傷ストレス評価とケアシステムの構築に関する研究，2010，p26．
5) 松井豊：グループミーティング，松井豊編，惨事ストレスへのケア，ブレーン出版，2005，p 4．
6) 内藤ゆみえ，土屋守克，福島憲治：急性ストレス障害近似症状を呈したフライトナースに対してグループミーティングが有効であった一例，日本航空医療学会雑誌 2011；12：3．
7) アメリカ精神医学会：DSM-IV-TR精神疾患の分類と診断の手引，髙橋三郎，大野裕，染矢俊幸訳，医学書院，2002．
8) 松井豊：グループミーティング，松井豊編，惨事ストレスへのケア，ブレーン出版，2005，p156．
9) 松井豊：グループミーティング，松井豊編，惨事ストレスへのケア，ブレーン出版，2005，pp156-178．
10) Everly Jr GS, Flannery Jr RB, Mitchell JT：Critical incident Stress management（CISM）：A review of the literature. Aggress Violent Behav, 2000；5（1）：23-40.
11) Rose S, Bisson J：Brief early psychological interventions following trauma：a systematic review of the literature. J Trauma Stress, 1998；11（4）：697-710.
12) van Emmerik AA, Kamphuis JH, Hulsbosch AM et al：Single session debriefing after psychological trauma：ameta-analysis. Lancet 2002；7：360, 766-71.
13) 松井豊，畑中美穂：災害救援者の惨事ストレスに対するデブリーフィングの有効性に関する研究展望1，筑波大学心理学研究 2003；25：95-103．
14) 金吉晴，阿部幸弘，荒木均，他：平成13年度厚生科学研究費補助金（厚生科学特別研究事業）災害時地域精神保健医療活動ガイドライン．
15) 重村淳，武井英里子，徳野真一，他：遺体関連業務における災害救援者の心理的反応と対処方法の原則，防衛衛生，2008，pp163-168．

（内藤ゆみえ）

VI フライトナースに求められる能力と教育

　日本航空医療学会フライトナース委員会では，航空医療にかかわるフライトナースの育成，質の保障を目的に活動している。そのなかで，日本におけるフライトナースの育成や質の保障には，フライトナースに求められる能力は何かを検討し，その能力を備えることができるような教育が必要であると考えてきた。

　これまでにフライトナース委員会では，平成25年11月にフライトナースラダーを作成し，求められる能力を段階的に示し，ラダーレベルに応じた能力と教育を積み重ねていくことを明示した。また，具体的な教育方法は各施設に委ねることとなるが，フライトナースの実務を独り立ちするレベルに教育するための共通の評価指標を示す目的で実務評価表および評価指標の作成を行った。

　ここでは，フライトナースラダーおよび実務評価表を用いたフライトナース教育について紹介するとともに，フライトナースに求められる能力について述べる。

1 フライトナースラダー

　ラダーはレベルⅠ～Ⅳの4段階に区分けし，さらに各段階に必要な能力を「看護実践力」「対人関係力」「管理力」「教育力」「自己教育力」に分けてそれぞれに示している（**表1-Ⅵ-1**）。

1．レベルⅠ

　フライトナースになるために必要な基礎能力である。一概に経験年数だけでは評価できないため，ラダーに記載された求められる能力を有するためには，救急看護師として院内外における看護活動が実践できるように教育されなければならない。施設の状況により経験値に差ができることを考慮し，フライトナースを育成していく立場の指導者はどのように教育をしていくのかを計画する必要がある。

2．レベルⅡ

　レベルⅠの条件を満たした看護師がフライトナースとしての本格的な専門能力を得る段階である。各施設で行うフライトナース就業前訓練やシミュレーション訓練を行い，フライトナースとして独り立ちができるための指導を受けていく。単純に指導を行った期間や搭乗した経験数でフライトナース就業目訓練が修了しフライトナースにされるわけではない。つまり，レベルⅡからレベルⅢにステップアップしていくためには，実務評価表に基づいた評価が行われ自立したフライトナース実践ができるかどうかを指導者によりフィードバックされる必要がある。結果，レベルⅡのフライトナースは，フライトナースとしての実践能力を有するようになる。

3．レベルⅢ

　フライトナースとして実務を遂行できるレベルである。レベルⅢのフライトナースはどのような事案でも状況に応じて臨機応変に判断，対応ができなければならない。多職種を含む医療チームの中でドクターヘリ活動におけるリーダーシップを発揮し現場を調整しなければならない。特にレベルⅢのフライトナースに重要な能力として，現場での問題解決への対応，その結果の報告と情報共有である。ドクターヘリの現場にフライトナースは1人であり，現場で起きた看護上またはチーム医療上の出来事に対し問題意識を持った対応ができなければそのまま見過ごされてしまうこともある。その結果，後に大きな事故の発生や多職種連携のトラブルなどが生じることもある。常に問題意識を持ち解決能力を培うよう自己研鑽が必要である。また，後輩指導や研究への取り組みなど教育力，自己教育力も求められる能力である。

4．レベルⅣ

　このレベルはフライトナースのスペシャリストで，フライトナース指導者としての能力を有しているものである。「卓越したフライトナース看護実践」とは，経験値の多さに由来する判断力や実践力の高さだけではなく，フライトナース活動につながるすべての判断，行動に関する意味，根拠があり，それを言語化して他者に伝えることができる能力と考える。そのため，このレベルのフライトナースは自己研鑽による最新の知見を得ることはもちろん，自ら研究を継続して行いフライトナースの実践を振り返り検証を重ねていくことができるフライトナースである。フライトナース活動の発展を推進していく立場であり，また施設の中ではドクターヘリ活動全体のマネージメントができるレベルでもある。

Ⅵ フライトナースに求められる能力と教育

表1-Ⅵ-1 フライトナースラダー

レベル	Ⅰ	Ⅱ	Ⅲ	Ⅳ
	フライトナースとしての基礎能力を有する	フライトナースとしての実践能力を有する	フライトナースとして実務を遂行できる	フライトナースの指導者としての能力を有する
対象者	看護師経験5年以上,救急看護経験3年以上	フライトナース選考基準を満たしている(就業前フライトナース)	フライトナース実践者	フライトナース指導者
看護実践力	1. 院内で救急看護実践ができる 　1)呼吸状態が不安定な患者の看護ができる 　2)循環動態が不安定な患者の看護ができる 　3)意識障害患者の看護ができる 　4)急変時の対応ができる 　5)外傷患者の看護ができる 　6)救急領域特有の疾患や病態に対する看護ができる 　7)院内トリアージが実践できる 2. 救急医療で使用する医療機器の取り扱い,管理ができる 3. 救急患者の特殊性を理解した精神的援助ができる 4. 救急患者・家族の心理を理解した援助ができる 5. 災害時の看護実践ができる 6. 院外救急看護活動を理解し,技術を有している 7. 航空医学に関する知識を有し,フライトナースの役割を学習している	1. 院外救急活動における看護実践ができる 　1)ドクターヘリの概要について理解できる 　2)ドクターヘリ要請基準にある症状・疾患に関するアセスメントとケアができる 　3)フライトナースの業務について理解できる 　4)フライトナースの業務を実施できる 　5)フライトナース看護実践項目が実践できる 　6)安全管理ができる 2. ドクターヘリの出動から帰院までの一連の流れを理解しスムーズに実践できる	1. フライトナースとしての専門的看護が根拠を持って実践でき,自らの判断で状況に応じた対応ができる	1. 卓越したフライトナース看護実践ができる 2. フライトナースの役割モデルになれる
対人関係力	1. チームの一員としてメンバーシップがとれる 2. 看護倫理をふまえた看護ができる 3. 状況に合ったコミュニケーションをとることができる 4. チームの一員として信頼されている	1. ドクターヘリ活動現場で他職種と調整ができる 2. 救急現場や転院先で場の調整ができる 3. 院外救急活動における倫理問題について考えることができる	1. フライトナースとして信頼され尊敬されている 2. 院外救急活動における倫理問題に気づき即座に対応できる	1. フライトナース指導者として信頼され尊敬されている 2. 院外救急活動における倫理問題について倫理問題に基づいた分析,指導ができる
管理力	1. 医師,看護師,他医療従事者と連携を図り,リーダーシップを発揮できる 2. 自己調整能力がある	1. 自律した行動がとれる 2. 院内業務とフライトナース業務の調整ができる	1. ドクターヘリ医療活動におけるリーダーシップが発揮できる 2. 問題点や対応した結果を他のフライトナースと情報共有し,責任者へ報告できる	1. フライトナースの業務管理ができる 2. ドクターヘリ事業における業務全般の管理ができる
教育力	1. 院内外において指導的立場で看護師教育ができる 2. 患者・家族の教育ができる	1. 院内外において指導的立場で看護師教育と評価ができる	1. 後輩フライトナースの教育・指導ができる 2. 救急領域の看護師および救急領域以外の看護師,他職種への教育・指導ができる	1. フライトナースの現任教育,育成,評価ができる 2. 後輩の研究指導ができる
自己教育力	1. 救急看護に関して研究的視点で取り組むことができる	1. ドクターヘリの搬送症例を振り返り,自己課題を見つけることができる	1. 現場活動での問題点を解決するための対応ができる 2. ドクターヘリ活動に関して研究的視点で取り組むことができ,学会で発表できる 3. 自己研鑽を積み,最新の知見を得る	1. フライトナースに関する研究が継続的にでき,フライトナースの発展に貢献できる 2. 自己研鑽を積み,得た知見を他者に還元できる
研修・コース・セミナー等	1. BLSプロバイダー資格 2. ACLSプロバイダー資格 3. JPTECプロバイダー資格または上記同等の知識・技術を有する 4. 災害トリアージ訓練 5. 日本航空医療学会主催ドクターヘリ講習会 6. JNTECプロバイダー資格 7. ISLS(脳卒中初期診療)コース 8. PALSプロバイダー資格 9. 小児外傷コース 10. フィジカルアセスメントセミナーなど *コースのうち,少なくとも一つはインストラクターとして活動していることが望ましい	1. 実務評価表 2. OJT(フライトナース同乗訓練) 3. フライトナースシミュレーション訓練 4. エマルゴ訓練(机上) 5. 出動シミュレーション訓練(実機使用)	1. 各施設で行っているフライトナース勉強会への参加 2. 関連学会への参加 3. フライトナースシミュレーション再教育 4. フライトナース同乗による再評価	1. 日本航空医療学会看護師認定指導者 2. 各施設で行っているフライトナース勉強会への参加および企画 3. 関連学会への参加

表1-Ⅵ-2 実務評価表

日本航空医療学会フライトナース委員会

フライトナース教育　実務評価表

評価日：　　　年　　月　　日

| 評定指標 | 0：できない　　1：助言があればできる　　2：できる　　＊：評定不可 |

	項目	自己評価 (0 1 2 ＊)	他者評価 (0 1 2 ＊)
1	フライト担当日の朝、必要物品・医療機器の点検ができる		
2	出動時、要請内容から予測し準備ができる		
3	救急現場、救急車内での患者のアセスメントとケアができる		
4	搬送中の患者のアセスメントとケアができる		
5	医師との協働ができる		
6	操縦士、整備士、CSと協力できる		
7	救急隊と協力できる		
8	ヘリへ搬入時、ヘリから搬出時、患者の管理ができる		
9	家族のケアができる		
10	無線の交信ができる		
11	看護記録の記載ができる		
12	搬送先病院への情報伝達ができる		
13	ヘリに関する安全管理ができる		
14	プレホスピタルでの医療に関する安全管理ができる		
15	いつでも次の事案に対応できる		
16	スタンバイ終了後の物品の補充・医療機器の点検ができる		
17	フライトナースとして自律した行動がとれる		

自己評価　　　　点　　　　　　　他者評価　　　　点
（氏名：　　　　　　）　　　　　（評価者：　　　　　　）

コメント欄（自己・他者）

表1-Ⅵ-3 実務評価表認定指標

日本航空医療学会
フライトナース委員会

フライトナース教育　実務評価表　評定指標

| 評定指標 | 0:できない　1:助言があればできる　2:できる　*:評定不可 |

1　フライト担当日の朝、必要物品・医療機器の点検ができる	
チェックリストに沿って物品の点検・整備ができる	
医療機器の点検・整備ができる	
不足物品や故障機器に対する対応ができる	
2　出動時、要請内容から予測し準備ができる	
現場到着までに要請内容に基づいて物品を準備することができる	
要請内容から患者の病態の予測が出来る	
3　救急現場、救急車内での患者のアセスメントとケアができる	
事前情報から病態予測し、患者の情報収集を過不足なく行える	
得られた情報から再アセスメントし、緊急度・重症度判断ができる	
治療処置介助を予測に基づいて自ら医師に確認しながら迅速に実施できる	
患者の安全・安楽・安寧のニーズに応じたケアを提供できる	
4　搬送中の患者のアセスメントとケアができる	
患者へ飛行中の安全・安楽・安寧のニーズに応じたケアを提供できる	
乗降時、飛行中の患者の安全を確保し、継続観察・処置ができる(酸素・モニタ・保温など)	
航空機搬送中の患者への影響についてアセスメントし、予測に基づいたケアを実施できる	
飛行中の輸液管理・薬剤投与が確実に実施できる	
5　医師との協働ができる	
医師とミーティングし、患者の病態予測をするとともに役割確認ができる	
自己の考え、判断を医師へ伝え、治療・処置や病態に対して共通認識を持つことができる	
意思表示ができる	
6　操縦士、整備士、CSと協力できる	
運航スタッフ(操縦士・整備士)に患者情報の提供ができ、情報共有を意図的にできる	
現場処置の進捗状況を伝え、搬送の準備を依頼できる	
7　救急隊と協力できる	
現場の状況を判断しながら救急隊と役割を調整し、連携することが出来る	
救急救命士の役割を理解して処置協力要請が出来る	
救急隊員の役割を理解して処置協力要請が出来る	
救急隊員から必要な情報収集が出来る	
8　ヘリへ搬入時、ヘリから搬出時、患者の管理ができる	
初期診療で実施した処置の再確認ができる	
点滴ルート、ドレーン、チューブ類の整理をしあらゆる場合にも注意を払い管理ができる	
速やかにモニタの付け替えができ継続したモニタリングに努めることができる	
患者の所持品を確認し管理ができる	
9　家族のケアができる	
家族へ接触し、情報収集や状況説明ができる	
家族の状況を確認でき、必要に応じて連絡を取ることができる	

表1-Ⅵ-3 実務評価表認定指標

第1章 フライトナース概論

表1-Ⅵ-3 実務評価表認定指標　つづき

日本航空医療学会
フライトナース委員会

項目	
10 無線の交信ができる	
個人情報の漏洩に注意し、無線のルールを守りながら使用できる	
状況と場所に応じた通信手段の使い分けができる	
11 看護記録の記載ができる	
患者情報や経過が簡潔に書かれている	
実施した処置が書かれている	
患者を全人的にとらえ、必要な項目が過不足なく書かれている	
12 搬送先病院への情報伝達ができる	
患者の状態・治療処置・ケアの情報を引き継ぐことが出来る（所持品・家族情報を含む）	
個人情報を安全に管理し、搬送先に引き継ぐことが出来る	
13 ヘリに関する安全管理ができる	
シートベルトの着用を守ることができる	
救命胴衣の着用基準・方法がわかる	
非常脱出口、扉、窓の取り扱いがわかる	
ローター回転時の乗降時に注意を払うことができる	
離着陸時に飛散物等に注意を払うことができる	
14 プレホスピタルでの医療に関する安全管理ができる	
患者の転落、事故抜去の予防ができる	
現場活動時周辺の安全に注意を払い二次災害を予防する活動ができる	
使用済みの針、鋭利な刃物の片付け、管理ができる	
患者の体液、血液等汚染された後の片づけ、処理ができる	
可能な範囲でスタンダートプリコーションが遵守できる	
15 いつでも次の事案に対応できる	
1事案終了後速やかに引き継ぎができる	
次事案に対応できるよう医療機器の整備、物品の補充ができる	
連続出動時に即座に対応ができる	
16 スタンバイ終了後の物品の補充・医療機器の点検ができる	
スタンバイ終了後の使用した物品、医療機器の点検補充が確実にできる	
不足物品、修理機器に対して、適切な対応ができる	
使用した物品のコスト管理ができる	
17 フライトナースとして自律した行動がとれる	
チーム内で相手の立場を理解し、配慮した言動、行動がとれる	
専門職として責任ある立場で行動できる	
患者及び家族の擁護者となり行動できる	
常に謙虚に自己を振り返ることができ、フライトナースとして自己研鑽できる	
報告、連絡、相談ができ、問題解決能力がある	
その場の人々とコミュニケーションを図ることができる	

2 フライトナース実務評価表

実務評価表（**表1-Ⅵ-2**）は平成22年に日本航空医療学会フライトナース委員会が作成し，標準化した評価指標（**表1-Ⅵ-3**）を平成24年に作成した。

1）評価者基準

実務評価表の評価者は，日本航空医療学会認定指導者または同等の能力があることが望ましい。

2）活用方法

・フライトナースとして実務を行うための教育期間中に使用する。
・一事案ごと，または日々の振り返りに活用する。
・フライトナースとして独り立ちするための評価に活用する。

3）評価方法

・得点で示し，総合的に評価する。
・独り立ちの最終評価に使用する場合は，31点以上とする。1項目でも0点があったら独り立ちは不可とする。
・2．9．10．の項目以外は，2点でなければならない。（2．9．10．の項目は1点でも可）

評価を行うにあたっては，評価指標を活用し評価者による齟齬が生じないようにする。

フライトナースとしての能力を備えるためには，必要な時期に必要な教育ができ，さらにフライトナースが自己研鑽して質を維持し，ドクターヘリ事業の発展に寄与できることを期待する。

（山崎　早苗）

現場での患者の観察とアセスメント

I 内因性症状

1 意識障害

1．事 例

70歳男性。主訴は意識障害。

家族が帰宅した際，室内で倒れているところを発見され，救急要請となった。救急隊接触時，自発呼吸はあるが，いびき様呼吸，右共同偏視あり，意識レベルはJCS Ⅲ-300の意識障害を認め，ドクターヘリ要請となった。救急隊による補助換気を行いながら，ランデブーポイントに搬送となった。

2．観 察

A：不明瞭な発声あり気道開通，嘔吐痕あり
B：自発呼吸あり，いびき様呼吸にて不規則，BVMにより高濃度酸素を投与し補助換気下でSpO₂ 95％，両肺に副雑音あり
C：橈骨動脈触知良好，四肢の末梢冷感がある，冷発汗なし，血圧137/67mmHg，脈拍数126回/分（不規則），モニター上心房細動あり
D：意識レベル：救急隊接触時GCS E1V2M1→接触後E1V2M4，JCS Ⅲ-200
瞳孔は縮瞳で右共同偏視あり，対光反射緩慢，痛み刺激にて四肢の運動あり，左右差ははっきりしない
E：体温35.2℃，四肢冷感あり，体表面に明らかな外傷は認めず

その他の情報：
既往歴：糖尿病，血糖降下薬内服中，3年前に脳梗塞

3．処置・治療・活動内容

GCS E1V2M4，いびき様呼吸を認めるため，用手的に気道確保し，自発呼吸に合わせてBVMにて補助換気を行った。血糖測定結果を確認するまで気管挿管は行わず，静脈路確保および血糖測定を優先した。その結果，血糖値38mg/dLであり，静脈路確保後に50％のブドウ糖を投与した。その後呼吸状態も徐々に安定し，補助換気は不要となった。ヘリ機内で徐々に意識状態が改善し，病院到着時にはE3V4M6となり，血糖値95mg/dLであった。

4．アセスメント

患者は気道開通しているが，いびき様呼吸，呼吸休止も認め不規則な状態であり，BVMで換気を行いSpO₂ 95％であった。嘔吐痕も認めたことから，誤嚥の可能性もあり，十分な酸素化とABの安定のため，高度な気道確保も考慮する必要がある。循環は橈骨動脈触知良好であるが，頻脈を認めるため，血圧の低下にも注意し，継続的に観察する。ABCの安定化とともに意識障害Dの評価を行う必要があり，鑑別診断として**表2-Ⅰ-1**を参照し病態を予測する。

患者の既往歴や，内服状況は重要な情報源であるため，関係者から聴取しておく必要がある。この患者は既往歴に糖尿病と脳梗塞があり，モニター上も心房細動を認めることから脳梗塞の再発の可能性もあるが，まず低血糖による意識障害を除外する必要があり，血糖測定を優先して実施する。低血糖を認めた場合には，速やかにブドウ糖の投与を行うが，意識状態が改善する際に突然の体動や不穏状態となる可能性もあるため，転落などのリスクに注意する。また低血糖が二次的に発生している場合があるため，低血糖発作と安易に特定せず，中枢神経系の評価や迅速な血液検査が可能な施設への搬送を考慮する必要がある。

5．看 護

1）看護目標

①気道，呼吸，循環状態が安定し，安全に適切な施設へ搬送される。

2）看護介入

＜O-P＞

①呼吸状態の観察：呼吸数，呼吸リズム，呼吸音，呼吸パターン，SpO₂
②循環状態の観察：顔色，皮膚の湿潤，冷感，末梢冷感の状態
③意識レベル，神経学的評価：GCS，JCSスケール，瞳孔所見（瞳孔の大きさ，瞳孔不同，対光反射の有無，共同偏視の有無）および神経学的な左右差，四肢麻痺の有無，病的反射，痙攣の有無，顔面麻痺の有無，除脳硬直や除皮質硬直など姿勢の異常

表2-Ⅰ-1 意識障害の原因疾患

一次性中枢神経系障害	二次性中枢神経系障害
・脳血管障害 　一過性脳虚血発作，脳血栓，脳塞栓，脳出血，くも膜下出血，高血圧性脳症など ・頭部外傷 　脳震盪，脳挫傷，硬膜外・下血腫，脳内出血など ・けいれん発作（てんかん）	・循環不全 　ショック，不整脈，心不全 ・糖代謝障害 　高血糖，低血糖 ・肝不全（高アンモニア血症） ・腎不全（電解質異常，尿毒症） ・内分泌臓器の機能亢進または低下（下垂体，甲状腺，副甲状腺，副腎） ・肺性脳症（呼吸不全，CO_2ナルコーシス，肺水腫，窒息） ・中毒 　薬物，一酸化炭素，アルコールなど ・高熱または低体温 ・精神病（ヒステリーなど）

（寺師榮他：救急看護アセスメントマップ．日総研出版，2000，p110．より引用）

④血糖値
⑤体温測定
⑥既往歴の聴取

<T-P>
①気道確保：用手的，または気管挿管を考慮した気道確保の準備
②酸素投与の継続
③呼吸管理：BVMにて自発呼吸に合わせた補助換気
④移動中や搬送中の継続的なモニタリング
⑤静脈路確保：輸液の準備，低血糖時にブドウ糖の投与準備（医師の指示により投与）
⑥血糖値測定：接触時，ブドウ糖投与後，意識レベルの変化時
⑦嘔吐時の対応：ガーグルベースン，吸引の準備，体位の調整
⑧転落防止：搬送中は突然の体動を予測して転落に注意する。
⑨私物の管理
⑩搬送先として迅速な中枢神経系の評価ができる施設の選定と搬送の準備

6．搬送中のポイント

　意識障害は表2-Ⅰ-1で示すようにさまざまな要因がある。しかし，救急現場で診断をつけることは難しいため，既往歴や現病歴，発症状況から予測をつけながら観察，治療を行うことが重要である。意識障害の診断にとらわれず，まずはABCの安定化に努める必要がある。この事例においては，低血糖状態が判明したが，二次的になった可能性もあるため，継続的に呼吸状態，意識レベルの変化を確認しながら搬送する。また嘔吐による誤嚥の可能性もあるため，十分な酸素投与を行い，酸素化に努める。血糖値の上昇に伴い意識が回復し，突然の体動による転落や自己抜去のリスクもあるため，搬送中の安全には十分注意する。

文献

1）坂田久美子：意識障害症例．フライトナース実践ガイド．へるす出版，2008，p147．
2）山下さつき：意識障害・めまい．救急トリアージシナリオ集．日総研出版，2012，p16．
3）寺師榮他：救急看護アセスメントマップ．日総研出版，2000，p110．

（田中　勉）

2 胸痛

1．事例
52歳男性。2～3日前から前胸部痛を認めていた。数分で消失することから様子をみていたが，今回，出勤先で物品販売の準備をしていたところ，激しい胸の痛みが出現し，救急要請。指令内容から，ドクターヘリ要請となった。

2．観察
- A：会話可能，気道開通
- B：呼吸数30回/分，呼吸音副雑音なし，両肺野換気良好左右差なし，SpO_2 99%（救急隊により酸素マスク5L/分投与下），呼吸困難なし
- C：脈拍数88回/分（不整），血圧：右上肢196/100mmHg，左上肢199/99mmHg，モニター上Ⅱ誘導でST上昇，脈拍触知，緊張良好左右差なし
- D：意識レベル：JCS 0，GCS E4V5M6，背部痛なし
- E：体温36.6℃，皮膚冷汗・湿潤・冷感あり，明らかな外傷なし

その他の情報
- 現病歴：仕事中物品販売をしていたところ突然胸の絞扼感が出現した。
- 既往歴：高血圧
- 症状：左前胸部痛はNRS（numeric rating scale）では7/10であり，発症から15分経過した現在も継続。放散痛や随伴症状は認めない。

3．処置・治療・活動内容
ヘリ要請の段階で，前胸部痛の情報があり，診断に有用な12誘導心電計を持参し，患者と接触した。患者は持続する胸痛を訴えており，ABCD確認後に12誘導心電図を実施した。その結果，ⅡⅢaVfにてST上昇，胸部誘導でST低下を認めた。急性大動脈解離との鑑別目的にて，上肢の血圧を左右で測定し，左右差のないことを確認した。同時に超音波検査では心嚢液貯留なし，右室拡大も認めなかった。酸素5L投与，静脈路を確保し，塩酸モルヒネ投与，ミオコールスプレー®噴霧，ニトログリセリンシリンジを持続投与した。急性冠症候群を念頭に緊急PCI（Percutaneous Coronary Intervention；冠動脈インターベーション）が可能な施設を搬送先として選定し，必要な情報を搬送先へ送った。また搬送に備えて，除細動パッドを装着し，モニタ監視下で速やかにヘ

表2-Ⅰ-2 OPQRST法

O（onset）	発症時間
P（provokes）	増悪因子
Q（quality）	痛みの性質・程度
R（radiation）	痛みの部位・放散痛
S（symptom）	随伴症状
T（time）	発症時間・持続時間
T（treatment）	治療・処置

リ機内に収容した。患者の胸痛はNRS 2/10まで緩和し，血圧162/80mmHg，心拍数68回/分，SpO_2 100%で，致死性の不整脈の出現もなく安定していた。

搬送施設到着後，速やかにPCIの運びとなった。

4．アセスメント
患者は，持続する前胸部痛を認めている。胸痛で見逃してはならない，緊急度の高い疾患である4 killer disease（急性心筋梗塞，急性大動脈解離，緊張性気胸，肺血栓塞栓症）が生じていないかを念頭に対応を行う必要がある。

ヘリ要請の段階で「胸痛」というキーワードを認めた場合，診断で必要となるポータブル12誘導心電計を必ず準備して出動する必要がある。治療では除細動，冠血管拡張薬，昇圧薬，降圧薬などの特殊薬が投与される可能性を考えてシリンジポンプの準備や，気胸の際には胸腔ドレナージセットなどが必要となることから，現場到着までに医師と治療戦略についての打ち合わせを行い，必要となる医療器材を迅速に用意してもらうように，運航クルーとも情報共有を行う必要がある。

内因性疾患が予測される場合には，既往歴が重要となる。そこで患者に接触したときには，既往歴の聴取およびOPQRST法（**表2-Ⅰ-2**）を用いて問診を行い，背部痛，血圧の左右差は認めないことから，急性大動脈解離の可能性は低いと考える。また，目立った外傷はなく，両側呼吸音は問題ないことから緊張性気胸の可能性も低い。胸痛の誘因として，労作時であることから，肺血栓塞栓症も考えられるが，SpO_2も保てており，呼吸困難も出現しておらず，超音波でも右室拡大も認めないことから，可能性は低いと考える。モニター上，12誘導のⅡⅢaVfでST上昇を認め，胸痛が持続していることを考えると，下壁梗塞の可能性が高く，緊急度・重症度が高いと考え，冠血管拡張薬の投与も考慮する。また，病院到着後90分以内にPCIが可能な三次救急医療施設に搬送が

必要と判断される。冷汗を伴う強い胸部痛が持続する場合には，鎮痛のため塩酸モルヒネを投与する。現在のところ心原性ショックは併発していないが，解剖学的には，右冠動脈から，洞結節，房室結節，房室結節動脈からHis束に灌流されているが，下壁梗塞の場合，その灌流が障害されることから，徐脈や房室ブロックが生じるおそれがある。そこで，搬送中は高度房室ブロックを伴う意識障害等の状態変化に対応できるように準備する。

患者は突然の強い胸痛により生命危機をイメージし，またドクターヘリという特殊な環境での搬送となり，強い不安とストレスを感じている。そこで患者のソーシャルサポートとなる家族の存在を確認する，胸痛の緩和と搬送に伴う不安が軽減できるよう精神的な支援も重要である。

5．看　護

1）看護目標

① 痛みの性質に応じた対処がなされ，胸部痛が緩和する。
② 徐脈，房室ブロック，致死性の不整脈が出現した際に適切な処置が受けられる。
③ 医療者からのサポートにより不安が緩和する。

2）看護介入

＜O-P＞
① 呼吸状態の観察：呼吸数，呼吸リズム，呼吸音，呼吸パターン，SpO_2
② 循環状態の観察：脈拍数，血圧（左右差の有無），致死的不整脈，顔色，皮膚の湿潤，冷汗，末梢冷感，橈骨・足背動脈触知，頸静脈怒張
③ 胸痛：程度（NRSにて変化を追う），性質，部位
④ 12誘導心電図モニターの観察：波形の変化（ST，T，QRS）
⑤ 意識・神経学的所見の観察：GCS，JCS，瞳孔
⑥ 体温測定
⑦ 随伴症状の観察：呼吸困難，頻脈，放散痛，背部痛
⑧ 薬物治療開始後の症状変化：胸痛，血圧，脈拍数，不整脈

＜T-P＞
① 酸素投与の継続
② 嘔吐時の対応：ガーグルベースンの準備，体位の調整，口腔吸引の準備
③ 末梢静脈路の確保と輸液の準備
④ 移動中や搬送中の継続的なモニタリング
⑤ 経皮的ペースメーカー，電気的除細動の準備
⑥ 医師の指示の下，鎮痛薬，冠血管拡張薬の準備と投与
⑥ 保温
⑦ 患者への説明：搬送先の説明，医師からの説明内容の確認と補足
⑧ 家族の有無や連絡先の確認
⑨ 私物の管理
⑩ 早期にPCIができる施設の選定と速やかな搬送の準備

6．搬送中のポイント

搬送先は，早期にPCIが可能な施設を選定する。患者は強い胸痛により不安な状態であるため，患者の理解度に応じて状況の説明を行い，訴えの傾聴に努める。ヘリ機内においてもコミュニケーションの手段をとる。急性冠症候群では，不整脈の出現の可能性もあるため継続的にモニタリングを行い，急変に備えた準備を行っておく必要がある。万が一，致死性の不整脈が出現した場合には，速やかに除細動を実施するが，実施時には機長に報告し，了解を得てから実施する。搬送後には専門的治療が迅速に行えるように，家族の同乗がない場合には治療の同意が速やかに得られるよう，連絡先の確認などを行っておく。

（合原　則隆）

3 頭痛

1．事例

48歳女性．仕事中に突然の頭痛を訴えた後に，倒れこんだと職場同僚が救急要請した．消防指令では，「突然の頭痛」と「意識障害」のキーワードを適用し，脳卒中の疑いありとドクターヘリが要請された．

救急隊接触時のバイタルサインは，血圧160/98mmHg，心拍数77回/分，SpO₂ 99％，JCS I 桁，GCS E3V5M6．患者収容後，ランデブーポイントに向かった．

2．観察

A：発声・発語あり気道開通，嘔吐痕あり
B：自発呼吸あり，呼吸数28回/分，やや早いが規則的，ルームエアSpO₂ 97％，呼吸音聴取可，副雑音なし
C：脈拍数74回/分（整），血圧177/93mmHg，橈骨動脈触知良好，四肢の末梢冷感あり，冷発汗なし，モニター上サイナス
D：意識レベル：GCS E3V5M6，瞳孔径：右3.0mm/左3.0mm，不同なし，両側対光反射迅速，左上肢に軽度の筋力低下あり，項部硬直なし
E：体温36.0℃，四肢冷感あり，頭部に明らかな外傷は認めない

その他の情報
既往歴：高血圧
嗜好品：喫煙10本/日，飲酒2合（日本酒換算）/日
家族歴：家族にくも膜下出血なし
現病歴等：突然発症，頭痛の程度は今まで経験したことのない痛み，頭痛の部位は頭全体，嘔気・嘔吐あり，頭痛は持続しているが，嘔吐後に症状はやや軽減している．最近の感冒症状は特に認められなかった．

付添者は職場の上司で，動揺している．家族への連絡はまだできていない．

3．処置・治療・活動内容

患者接触時に救急隊より，「ランデブーポイント到着直前に嘔吐した」と報告があった．患者は顔色不良で，頭痛と嘔気を訴えていた．バイタルサイン，意識レベルを確認し，静脈路を確保した．制吐薬，鎮痛薬，鎮静薬を投与し，降圧薬を使用し，血圧は収縮期血圧140mmHg前後のコントロールを目標に管理しながら搬送した．鎮静薬使用のため，酸素5L/分マスクにて投与した．搬送中はバイタルサインのモニタリングを経時的に行い，意識レベルの変化にも注意した．患者は救命救急センターへ搬送した．

表2-I-3 危険な頭痛の徴候

- 年齢が50歳以上，5歳以下である
- 発症5分以内に最強度となる超急性の経過をとる
- 局所神経症状を伴う
- 随伴症状を伴う（発疹，頭部の圧痛，外傷，感染，高血圧など）

4．アセスメント

頭痛を主訴とする傷病者への対応で重要なことは，危険な頭痛（表2-I-3）を見極めることである．要請内容が突然の頭痛である場合には，脳出血，くも膜下出血，急性髄膜炎など，緊急性の高い疾患を想起し観察する．事例では，要請内容から危険な頭痛であると考えられた．また，「突然の激しい頭痛」であり嘔吐を伴うことや，救急要請時にみられた意識障害が，救急隊接触時には改善しているという特徴的な経過からも，くも膜下出血が疑われ，緊急性が高いと判断した．

診断確定した場合のくも膜下出血のグレード分類は，発症時の意識レベルが分類の要素となるため，現場での意識レベルや神経学的評価を確実に行い記録に残しておく．

くも膜下出血が疑われる場合に，最も注意すべきことは再破裂である．発症6時間以内に再破裂が起こるケースが多いため，血圧をコントロールしながら搬送することが望ましい．ただし，脳還流圧の過度の低下は脳虚血をきたすため，収縮期血圧は140mmHg程度を目標にする．

突然の強い痛みを伴うくも膜下出血を発症した場合，高侵襲により，アドレナリンの分泌過剰となり神経原性肺水腫や心室性期外収縮をきたす可能性がある．バイタルサインの経時評価とともに，モニター上不整脈の有無や頭蓋内圧亢進症状に注意する．

搬送先は，緊急で画像診断および専門治療の可能な施設の選定を行い，救命救急センターへの搬送を行う．付添者は動揺しているため，状況と今後の予定を簡潔に説明したうえで，家族への連絡手段を確認しておく必要がある．

5．看 護

1）看護目標
① くも膜下出血を想定し，血圧が目標値にコントロールされる。意識レベルの変調がない。
② 頭痛が緩和し，苦痛が軽減される。
③ 患者および家族は医療従事者から状況の説明により，状況の把握ができる。

2）看護介入

＜O-P＞
① 呼吸状態の観察：呼吸数，呼吸リズム，呼吸音，SpO_2，呼吸パターン
② 循環状態の観察：顔色，皮膚の湿潤，冷汗，末梢冷感，血圧，心拍数，心電図波形，SpO_2
③ 意識レベルの観察：GCS，JCS，瞳孔所見（瞳孔の大きさ，瞳孔不同，対光反射の有無，共同偏視の有無）および神経学的な左右差，四肢麻痺の有無，髄膜刺激症状の確認（項部硬直）
④ 頭蓋内圧亢進症状の観察：頭痛の増強，嘔気・嘔吐，徐脈，血圧上昇
⑤ 血糖測定
⑥ 体温測定：感染の徴候を確認
⑦ 鎮痛薬，鎮静薬，制吐薬の準備
⑧ 薬物治療開始後の症状の観察：血圧，意識レベル，瞳孔など
⑨ 既往歴の聴取

＜T-P＞
① 気道確保の準備
② 酸素投与の継続
③ 移動中や搬送中の継続的なモニタリング
④ 静脈路確保と輸液の準備
⑤ 血圧管理：医師に目標血圧の確認
⑥ 医師の指示の下，降圧薬の準備と投与
⑦ 体位管理（軽度頭部挙上）：脳血流維持のため
⑧ 嘔吐時の対応：ガーグルベースンの準備，体位の調整，口腔吸引の準備
⑨ 保温
⑩ 外的な刺激を避ける：アイマスクなどによる遮光，ヘッドセットなどによる防音，搬送時の振動は最小限にする
⑪ 医師の指示の下，鎮痛薬，鎮静薬，制吐薬の投与
⑫ 患者への説明：搬送の説明，医師からの説明内容の確認と補足
⑬ 家族の有無や連絡先を確認
⑭ 私物の管理
⑮ 画像診断，血管造影，緊急手術等の対応ができる施設の選定と搬送の準備

6．搬送中のポイント

突然発症した頭痛，意識障害が改善していることを考慮し，くも膜下出血が疑われるため，確定するまでは，くも膜下出血の病態を前提に現場活動を行う必要がある。特に現場では確定することが困難であるため，再出血のリスクを最小限にした搬送を心がける。よって，血圧は目標値であり，かつ変動を最小限にコントロールし，心電図モニターとともに経時的に血圧を測定する。また鎮痛薬による疼痛コントロールや鎮静により，搬送中の刺激や苦痛を最小限にする必要がある。

意識清明な場合には，苦痛が表出しやすいよう，コミュニケーションをとる手段をしっかり伝え，傾聴する姿勢で対応する。

万が一の再出血による意識レベルの低下や激しい嘔吐が出現した場合に備えて，緊急気道確保や吸引の準備を行い，急変に対応できる準備を整えておく必要がある。

文 献
1）岡本和文　編著：救急・集中治療最新ガイドライン2014-'15．総合医学社，2014，pp189-190．
2）「ISLSコースガイドブック」編集委員会他：ISLSコースガイドブック．へるす出版，2006，p8．

（峯田　雅寛）

4 ショック

1．事例

36歳男性。野外で建築作業中，倦怠感を自覚した。様子をみていたが倦怠感が強く立てなくなったため，職場の同僚に訴え救急要請となった。

救急隊接触時，強い倦怠感は持続しており，座っていられない状態であった。発声は可能な状況で，呼吸困難の訴えはなかった。ハチに刺されたかもしれないと言っていた。嘔気が軽度あった。意識レベルはGCS E3V5M6，呼吸数30回/分，SpO₂ 97％（room air），心拍数116回/分，血圧89/52mmHgと血圧低下があり，身体所見としては眼瞼浮腫，全身の紅潮がみられたため，ドクターヘリ要請となった。

2．観察

A：会話可能，気道開通，嗄声あり
B：呼吸数34回/分，浅く速いが規則的，努力様呼吸がみられ，呼吸困難の訴えがあった。両肺野に呼気性喘鳴，呼気延長が認められた。SpO₂ 98％（酸素6L/分マスク投与下）
C：橈骨動脈触知微弱，末梢は温かい。血圧82/54mmHg，心拍数121回/分（不整なし）
D：GCS E3V5M6，JCS Ⅱ-10。呼びかけに返答はするがすぐ閉眼する。瞳孔：両側2mm大，不同なし，対光反射あり
E：体温：35.6℃，全身に紅潮が認められたため，膨疹の判別は不可であった。体表に明らかな外傷は認めず。眼瞼浮腫があり，他の部位には浮腫はみられなかった。

その他の情報
　既往歴：なし，アレルギー歴なし，最近の体調変化は特に自覚していない。
　現病歴：野外で建築作業中に急に気分不快と倦怠感が出現し，立っていられない状況になった。

3．処置・治療・活動内容

既往歴にアレルギー歴はないが，全身観察の結果および低血圧，心拍数上昇，気道狭窄に伴う呼吸困難等の呼吸器症状，皮膚症状からアナフィラキシーショックを疑い現場活動を行った。酸素はリザーバー付マスク10L/分の高濃度酸素へ変更し，直ちに静脈路確保，輸液投与を実施した。モニタリングを開始し，経時的にバイタルサインの評価を行った。医師の指示の下，アドレナリン・抗ヒスタミン薬・ステロイド薬の投与が行われた。搬送中も経時的にバイタルサインの評価を行い，高濃度酸素投与，呼吸状態の悪化はなく，救命救急センターへ搬送となった。

4．アセスメント

事例では，既往やアレルギー歴はなく，ショックの起因となるものの特定ができない状況である。しかし，バイタルサインは心拍数の上昇，低血圧とショックの症状を呈しており，加えて，呼吸困難の訴えがあることから，まずはABCの安定を考慮する必要がある。

呼吸困難の出現など自覚症状の変化が認められていたため，発声は可能な状態だが喉頭浮腫による上気道狭窄が起こる可能性があり，緊急性は高いと考える。時間経過に伴い症状が進行していることから，気管挿管などの高度な気道確保も念頭に置き，治療を行う必要がある。また呼気性の喘鳴が軽度聴取されていることから，下気道閉塞が疑われ，それにより努力様呼吸を呈している状態と考えられた。そこで，十分な酸素化を行うために，高濃度酸素の投与の必要がある。全身症状として，四肢末梢の冷感がなく全身性の皮膚の紅潮がみられることから，末梢血管の拡張と血管透過性の亢進による循環不全をきたした血液分布異常性ショック，アナフィラキシーショックと判断した。

そこで，静脈路確保とアドレナリンの投与，抗ヒスタミン薬の投与を考慮する必要がある。アドレナリン投与後は一時的な血圧上昇，頻脈の助長などもあり，心室性不整脈をきたす可能性があるため，モニター監視と急変時に備えた準備が必要となる。呼吸困難は患者の不安を助長するため，患者へ状況の説明と治療後の効果について説明を行い，ヘリ機内においても，コミュニケーションがとれるよう配慮し，傾聴などにより不安の軽減に努める必要がある。

5．看護

1）看護目標

①上気道狭窄による呼吸困難が改善する。
②循環動態が安定し，ショック状態から離脱できる。
③適切な処置，説明により，不安が軽減する。

2）看護介入

＜O-P＞

①気道開通の確認：発生状況，嗄声の有無

②呼吸状態の観察：呼吸数，呼吸リズム，呼吸音，SpO₂，呼吸パターン，喘鳴
③循環動態の観察：血圧，心拍数，心電図波形，顔色・皮膚の湿潤・冷汗・末梢皮膚温の状態
④意識・神経学的所見の観察：GCS，JCSスケール，瞳孔所見（瞳孔の大きさ，瞳孔不同，対光反射の有無）
⑤体温
⑥自覚症状の観察：呼吸困難，咽頭部の不快感，倦怠感，掻痒感，嘔気，腹痛
⑦他覚症状の観察：皮膚色，発赤，膨隆疹，粘膜浮腫，眼瞼浮腫
⑧薬物治療開始後の症状の観察
⑨既往歴の聴取：アレルギーの有無，外傷の有無
⑩現病歴の聴取：発症時間，発症の経過，食事，咬傷の有無，摂食物の有無

<T-P>
①気道確保の準備：用手的気道確保，気管挿管の準備，輪状甲状靱帯切開の準備
②安楽な体位の工夫
③酸素投与：高濃度酸素の投与，BVMの準備
④継続的なモニタリング
⑤静脈路確保と輸液の準備，投与
⑥医師の指示の下，アドレナリン，抗ヒスタミン薬，ステロイド薬の準備，投与
⑦嘔吐時の対応：ガーグルベースンの準備，体位の調整，口腔吸引の準備
⑧体温測定と保温
⑨患者への説明：搬送の説明，医師からの病状説明内容の確認と補足
⑩家族の有無や連絡先の確認
⑪私物の管理

6．搬送中のポイント

接触時，患者はショック状態，呼吸困難を呈しており，アナフィラキシーショックと判断し，アドレナリン，抗ヒスタミン薬が投与されている。搬送中は症状の変化を観察するため，モニタリングを継続する。また軽度の意識障害も認めたため，意識レベルの変化も確認する。症状が軽快せず，進行する可能性もあるため，急変に備えてBVMや気管挿管の準備，アドレナリンの再投与の準備を行う。

ヘリ機内では呼吸音の聴取は不可能なため，呼吸困難などの自覚症状が進行した場合は早期に訴えてもらうことを伝えておき，コミュニケーションがしっかりとれるよう配慮しておく。また呼吸回数や呼吸パターンの変化を見逃さないよう細心の注意を払う。

文 献

1）厚生労働省：アナフィラキシー，重篤副作用疾患別マニュアル．http://www.mhlw.go.jp/topics/2006/11/dl/tp1122-1h01.pdf

（松本　康代）

5 呼吸困難，呼吸不全

1．事例

75歳男性。午前6時ごろから呼吸困難が出現した。ベッド上で様子をみて我慢していたが，症状の改善がなく，2時間後に救急車を要請した。患者に接触した救急隊より，呼吸不全疑いでドクターヘリ要請があった。

飛行中，意識レベルはJCS I 桁，心拍数120回/分，ルームエアでSpO₂ 78％のため酸素投与10L/分を実施中と追加情報が入った。重篤事案と考え，ヘリ機内で気管挿管，各種薬剤，輸液，生体情報モニタ，超音波などを準備した。離陸から15分後に，ランデブーポイントで救急車内の患者と接触した。

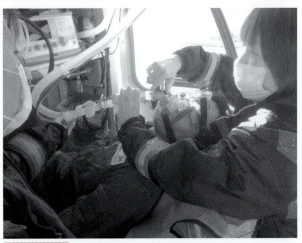

図2-I-1　ヘリ機内におけるNIV導入のイメージ

2．観察

A：会話困難だが発声あり

B：酸素投与リザーバー付マスク10L/分下でSpO₂ 82％，ストレッチャー上で起坐呼吸，喘鳴あり，呼吸数36回/分

C：血圧177/102mmHg，心拍数120回/分　洞性頻脈，冷汗・チアノーゼあり

D：意識レベル：JCS I -1，GCS E4V4M6，呼吸困難を強く訴える，血糖値163mg/dL

E：体温36.5℃，末梢冷感あり

その他の情報：既往歴は心不全，高血圧，糖尿病

3．処置・治療・活動内容

救急車内で硝酸薬（ミオコールスプレー®）を2噴霧し，末梢静脈路を確保した。気管挿管は行わず，ヘリ搬送中は非侵襲的人工呼吸（NIV：noninvasive intermittent ventilation）を導入した（図2-I-1）。NIV（BIPAP：Pinsp 15mbar，EPAP 8 mbar，FiO₂ 1.0）を開始し5分後にSpO₂ 100％へ上昇，酸素化が改善した。搬送先病院へ到着後，ヘリポートで病棟用NIV機器に変更し，初療室へ移送した（図2-I-2）。

4．アセスメント

患者は高齢で，既往歴に心不全，高血圧，糖尿病があった。起坐呼吸で強い呼吸困難を訴え，重度の低酸素血症と末梢循環不全があることから，左心不全によるうっ血性心不全が考えられた。左心不全は，左心の機能低下により左心拍出量低下と肺うっ血をきたす。肺うっ血が進行すると肺毛細血管圧が上昇し，肺血管外へ血液成分が漏出して肺水腫の状態となり呼吸困難症状を引き起こ

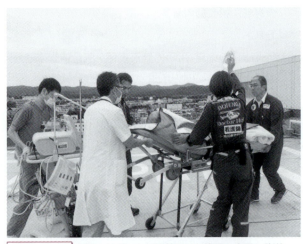

図2-I-2　病院ヘリポートで病棟用NIV機器に変更し移送

す。原因として，基礎心血管疾患の増悪，過労，塩分や水分摂取過多などによる暴飲暴食が心不全を悪化させた可能性がある。

心不全による心拍出量低下と肺うっ血によるガス交換障害に関連した呼吸・循環動態の変調から，冷汗・チアノーゼなどのショック徴候がみられる致死的呼吸困難症例で，緊急度・重症度が高く，早急な呼吸・循環管理および迅速な搬送を目指す必要がある。

NIVの適応と判断した場合には，すぐに装着できるように準備しておく。呼吸抑制・停止，意識レベルの低下，頸動脈触知不能などを認めた場合は，気道確保しBVM換気および気管挿管が必要となるため，緊急救命処置の準備と迅速な介助を行う。

5．看 護

1）看護目標
①早期医療介入により心拍出量低下やガス交換障害の徴候・症状が軽減する。

2）看護介入

<O-P>
①会話ができるか，正常に声が聞ければ，気道開通しているとみなす。
②呼吸状態の観察：呼吸回数，呼吸パターン，呼吸運動の異常，呼吸音の異常，呼吸苦や易呼吸姿勢（起坐呼吸・偏側臥位呼吸）の有無，SpO_2値，痰の量と性状
③血圧，心拍数，不整脈の有無，特に心拍出量低下による症状（動悸，低血圧，冷汗，チアノーゼの有無など）
④NIVの導入，施行中はチェックリストを用いて作動状況や呼吸を観察する。
⑤鎮静薬使用後の意識レベルや呼吸を観察する。
⑥利尿薬の使用を考慮しつつ，排尿があるか確認する。
⑦肺うっ血や喘息などによる呼吸困難のある患者に対し，ヘリ機内では観察や処置の妨げにならない範囲で上半身を起こす体位調整を行う。
⑧可能な限り積極的に安楽な体位をとる。

<T-P>
①酸素投与：飛行高度が上がるにつれて気圧が低下するため，吸入酸素分圧・濃度が低下し低酸素状態になる可能性がある。
②SpO_2測定時，末梢循環不全，体動や振動，センサー取り付けの問題，光の影響などが誤差を与える原因となるため注意する。
③痰が多い場合や自己喀出できないときは短時間で吸引を行う。
④緊急時に備え，気道管理セット（気管挿管）やBVM，吸引などを準備しておく。
⑤輸液管理（滴下速度の調整，皮膚湿潤があるときは留置針の固定を強化する）
⑥薬剤投与と効果の確認
⑦クローズドクエスチョン型の質問を中心とし，会話による疲労を最小限にする。
⑧私物の管理

<E-P>
①安静の必要性を説明する。

6．搬送中のポイント

ヘリ機内で早期にNIVを開始したことで，呼吸負荷が軽減し，呼吸困難が緩和された。

NIVは導入が最も重要であり，患者の協力が不可欠となる。ヘリ離陸までに，患者に不安や恐怖を感じさせないようNIV装着の説明をする。マスクを当ててNIVを作動させ，酸素化の変化や不快感などを確認してから，ストラップでマスクを固定する。

搬送中は，患者の症状と機械の同調，酸素残量や回路の接続なども注意して観察する。食道にも陽圧がかかり嘔吐や誤嚥のリスクがあるため，消化器症状の有無も併せて観察する。

搬送先病院へは通信機器を用いて，マンパワーの確保や医療機器（NIV機器など）の準備を依頼し，安全な移動・移送を行う。

（太田　文子）

6 構音障害

1．事 例

76歳男性。午前9時ごろから妻と自宅の草刈りを行っていた。午前10時ごろに立ち上がろうとした際，持っていた鎌を落とし，妻に右手に力が入らないと話した。10分ほど座って休んでいたが，話す様子がいつもと違い呂律が回っておらず，右半身が動かせなくなったと話すため，119番通報した。消防指令室は「呂律が突然回らなくなった」「片方の手足が突然動かなくなった」というキーワードを確認し，脳卒中を強く疑ったため，救急隊を出動させるとともにポンプ車とドクターヘリも同時に要請した。

2．観 察

- A：発語あり
- B：呼吸数20回/分，規則的，酸素5L/分マスク投与，SpO₂ 98%
- C：脈拍数92回/分（不整），血圧190/90mmHg
- D：意識レベル：JCS 1，GCS E3V5M6，瞳孔径：右3.0mm/左3.0mm，不同なし，左共同偏視あり，右上下肢不全麻痺あり，四肢のしびれ感なし，構音障害あり，頭重感あり，嘔気あるが嘔吐なし，めまいなし，頸部硬直なし，痙攣なし，血糖値85mg/dL
- E：体温37.0℃，発汗軽度あり

　その他の情報：既往歴は高血圧のため内服治療中，アレルギーなし，最終食事時間は午前8時

3．処置・治療・活動内容

救急車内では医師の指示の下に，生理食塩液500mLにて末梢静脈路を20Gの留置針で確保し，血糖を測定した。医師が意識レベルや全身観察，超音波にて心嚢液や胸水貯留等の有無を診察するための介助を行いながら，症状に対して医師の指示の下に，ニカルジピン®2mgとプリンペラン®1Aを静注した。

家族からは既往歴，アレルギー歴，内服薬等の情報収集を行った。医師から家族に現在の病状や病院搬送の必要性や今後行われる検査について説明が行われ，家族の表情や言動等を観察した。その後，病院に来ていただくよう説明し，家族の連絡先や来院手段を確認した。家族の動揺を考慮し，声かけは穏やかに行うよう努めた。

ヘリに移送する際は，ライントラブルに注意して，救急隊と協力して安全な移動に配慮した。

表2-I-4　rt-PA静注療法の適応

発症から4.5時間以内に治療可能な虚血性脳血管障害患者に対して行う。
- 発症後4.5時間以内であっても，治療開始が早いほど良好な転帰が期待できる。このため，患者が来院した後少しでも早く（遅くとも1時間以内に）rt-PA静注療法を始めることが望ましい。
- 発見時刻は発症時刻ではない。発症時刻が不明な時は，最終未発症時刻をもって発症時刻とする。

日本脳卒中学会脳卒中医療向上・社会保険委員会rt-PA（アルテプラーゼ）静注療法指針改訂部会：rt-PA（アルテプラーゼ）静注療法 適正治療指針 第二版，2012．

4．アセスメント

患者は，突然発症した右半身麻痺と構音障害がある。意識は清明とはいえず，左共同偏視，頭重感，嘔気がある。また高血圧の既往があり血圧の上昇がある。以上のことから，脳血管障害を強く疑い緊急度の高い状況であると判断した。

救急車内やヘリ機内では，脳内に出血が起こっているのか梗塞が起こっているのかはまだわからない。病院でCTやMRIによる病変の確認ができるまでは，脳血流維持を念頭に頭位を適切な位置に保ち，血圧を適切に管理しつつ搬送する。呼吸状態が安定していない場合は，救急車内で気管挿管を行うことを考慮する。

血圧管理は，脳卒中ガイドライン2015に基づき150/90mmHg未満を目標に降圧薬を投与する。また，血糖測定は，低血糖症状が脳卒中症状と類似しているため，低血糖を否定するために行われる。この患者は血糖値が85mg/dLだったため，脳卒中を強く疑った。

脳梗塞の可能性がある場合，rt-PA（アルテプラーゼ）静注療法を発症から4.5時間以内に開始できることを念頭に置き，治療可能な医療機関の選定を行って迅速な搬送を行う必要がある（表2-I-4）。患者は，突然の症状・発症による不安があると考えられる。

5．看 護

1）看護目標

①急激な血圧の変動が起こらない。
②脳圧亢進症状が起こらず，迅速に医療機関へ搬送される。
③意識レベル低下，けいれん出現時は適切な気道確保が行われる。
④不安が表出され，安心して医療が受けられる。

2）看護介入

〈O-P〉

① 呼吸状態の観察：呼吸数，呼吸リズム，呼吸音，呼吸パターン，呼吸困難感の有無，チアノーゼの有無，SpO_2
② 循環状態の観察：血圧，心拍数（クッシング徴候の有無），不整脈の有無
③ 意識・神経学的所見の観察：JCS，GCS，瞳孔所見（瞳孔の大きさ，瞳孔不同，対光反射，共同偏視），四肢や顔面麻痺，構音障害，痙攣
④ 頭蓋内圧亢進症状：嘔気・嘔吐，頭痛等の有無
⑤ 体温
⑥ 血糖値の把握
⑦ 既往歴の聴取
⑧ 現病歴の聴取：発症時間（はっきりしているか）

〈T-P〉

① 気道確保の準備：エアウエイ，気管挿管，吸引
② 酸素投与の継続とBVMの準備
③ 継続的なモニタリング
④ 静脈路確保と輸液の準備，投与
⑤ 血圧管理：医師に目標血圧の確認
⑥ 医師の指示の下，降圧薬，抗痙攣薬，鎮痛薬，制吐薬の準備と投与
⑦ 嘔吐時の対応：ガーグルベースンの準備，体位の調整（側臥位），口腔吸引の準備
⑧ 保温
⑨ 血糖測定
⑩ 患者への説明：搬送の説明，医師からの説明内容の確認と補足
⑪ 家族の有無や連絡先の確認
⑫ 私物の管理
⑭ 画像診断，rt-PA，緊急手術等の対応ができる施設の選定と搬送の準備

　※rt-PAを考慮する場合は，発症から4.5時間以内に治療可能な施設であること

〈E-P〉

① 症状出現時は，すぐに伝えてもらうよう説明する。

6．搬送中のポイント

　虚血性脳血管障害患者の発症から4.5時間以内にrt-PA静注療法を行うために，呼吸・循環・体位を適切に保ちながら，ヘリで迅速に病院へ搬送することは有用である。

　意識レベルや血圧の急激な変化を見逃さないよう，意識状態のチェックや血圧測定を継続し，医師と連携をとりながら症状に対して迅速な対応を行い搬送する。また，患者は急な発症に伴い，不安が生じている。不安から不穏に陥らないように声かけやタッチングを行い，安心感を与える。

（小田桐綾子）

II 外因性疾患

1 外因性疾患とは

1．外因性救急と病院前救護

　日本航空医療学会による「ドクターヘリ診療人数の内訳」によれば，ドクターヘリ搬送の半数以上は外因性救急である。その大半を外傷症例が占めるが，ドクターヘリ搬送となる外傷患者のほとんどが重症例である。その予後に大きく影響する因子は，いかに短時間で適切な初期治療を開始できるかという"時間"である。傷病者発生現場へ救急医療に精通した医師と看護師がドクターヘリにより出向くことで，初期治療開始までの時間を大幅に短縮することが可能となり，わが国でも外傷症例におけるドクターヘリ搬送の有用性が示唆されている。

　外因性救急には，外傷のほか，熱傷，急性中毒，環境障害・溺水，異物・刺咬傷，アナフィラキシーなどがある。ドクターヘリ搬送の対象となる外因性救急は，生命を脅かす生理的徴候の異常をきたし，"時間"がその予後を左右することも少なくない。

　外因性救急における病院前救護は，消防機関との連携のもとに，フライトドクター，フライトナースが「発生現場」「事故現場」などに出向き，時に屋外などで初期診療を行うこともある。そこでは二次災害の危険性の有無を的確に評価し，自身の安全を確保する能力が求められる。また，複数の外因性救急患者への対応を求められることもあり，トリアージを実践し，治療，搬送を行わなければならないこともある。これらのことは，外因性救急における病院前救護の特殊性ともいえる。

2．外傷患者のドクターヘリ搬送

　外傷とは，機械的な外力により身体に形態的，機能的な障害が生じた状態を総称していう。

　外傷による死亡には3つのピークがある。第1のピークは現場での即死である。第2のピークは受傷数時間以内の死亡で，大量出血，胸部外傷，頭部外傷などによる。第3のピークは医療機関収容後の数週間後の死亡で，ショックの遷延や感染・敗血症を原因とする多臓器不全による。従来，外傷初期診療は第2のピークに多くみられる「防ぎ得た外傷死（PTD：preventable trauma death）」を防ぐこととされてきた。外傷患者に対する病院前救護の標準化はJPTEC™（Japan Prehospital Trauma Evaluation and Care）として示されているが，救急隊員が第2のピークに該当するような外傷患者に対して行うことのできる処置は限られている。ドクターヘリによって医師と看護師が現場に出向き，傷病者発生から短時間で初期診療を行うことで，第2のピークでの防ぎ得た外傷死・外傷機能障害を最小限とすることが可能になると考えられる。

　ドクターヘリ搬送の対象となる外傷患者のほとんどが，生命を脅かす可能性のある多発外傷や重症外傷，高エネルギー外傷症例である。外傷患者と接触後，医師は標準的な外傷初期診療ガイドラインであるJATEC™（Japan Advanced Trauma Evaluation and Care）の手順に沿って，生命維持のための生理的機能の安定化を図ることが最優先される。フライトナースは，JATECと整合性をもつ外傷初期看護ガイドラインであるJNTEC™（Japan Nursing for Trauma Evaluation and Care）に則ったかたちで，フライトドクターと連携して初期対応を行う。

　時間的制約があり，医療資源の限られた病院前救護の場面では，速やかにPrimary Surveyと蘇生を行い，生理学的機能の安定化を図りつつ，根本治療が可能な医療機関へ搬送する。

3．外傷患者への看護実践

　ドクターヘリを活用した病院前救護における外傷初期診療での看護師の役割にも，「診療の補助」と「療養上の世話」が存在する。PTDの回避，つまり救命を第1の目的とする外傷初期診療の場面では，医師や救急隊員との協働による「診療の補助」の役割が大きい。

　しかしながら，看護師の役割は診療の補助だけではない。外傷患者は外傷による痛みや恐怖，一瞬にして取り巻く状況が変化したことへの不安に襲われ，家族・関係者も大きな不安を抱く。看護師がドクターヘリに搭乗し，病院前救護の現場に向かう意味は，決して「診療の補助」の役割を果たすのみではなく，「療養上の世話」としての役割を果たすために，患者や家族・関係者の疼痛，恐怖，不安といった苦痛をどう緩和していくかを，短時間でアセスメントして実践しなければならない。

（伊藤　敬介）

2 頭部外傷

1. 事例

72歳男性。脚立に上り木の剪定作業中，2mの高さから転落した。JCSⅡ-30，右前額部と右顔面に打撲痕，擦過傷あり。救急隊により，高濃度酸素リザーバー付マスク10L/分で投与，全脊柱固定が実施された。高エネルギー外傷のため，ドクターヘリが要請された。

2. 観察

A：仰臥位でいびき音あり，痛み刺激に「う～」といううなり声のような発声あり

B：呼吸数18回/分，呼吸パターン正常，頸部・胸部に明らかな外傷痕なし，頸静脈怒張なし，呼吸補助筋使用なし，胸郭運動左右差なし，頸部・胸部の皮下気腫なし，呼吸音左右差なし，胸部の動揺・軋音なし，SpO_2 93％

C：冷汗・湿潤なし，蒼白なし，血圧166/82mmHg，心拍数70回/分，CRT 2秒，活動性出血なし

D：意識レベル：JCSⅡ-30，GCS E2V2M5，瞳孔径：右4.5mm/左3.0mm，対光反射：右（－）/左（＋），左上下肢運動の低下を認める，異常肢位なし

E：体温36.5℃

その他の情報

既往歴：脳梗塞，麻痺はない，抗凝固薬服用中

3. 処置・治療・活動内容

気道狭窄音（いびき音）を認めたため，頭部保持を継続しながら，救急隊による下顎挙上法によりいびき音が消失，一時的にSpO_2 98％に上昇したが，搬送時間を考慮し確実な気道確保が必要と判断して気管挿管を実施した。$ETCO_2$のモニタリングを行った。FASTは陰性で，頭部以外の損傷の可能性は低かった。

搬送後，CT上硬膜下血腫と診断され血腫除去術を実施した。

4. アセスメント

患者は脚立の一番上から落ちた可能性があり，頭部は約3mの高さから落ちた外力を受けていると考えられる。

意識障害にともなって舌根沈下による気道狭窄が考えられ，速やかな気道確保が必要である。右前額部に打撲痕を認め，瞳孔不同や右対光反射の消失，左片麻痺が出現していることから，右側の頭蓋内病変が強く疑われる。頸部・脊髄損傷の可能性も考え観察する。緊急性が高い状態であると判断したため，緊急開頭術が施行可能な施設に搬送する必要がある。

抗凝固薬を服用中であったことから出血増大のリスク，クッシング徴候を観察し，頭蓋内圧を亢進させないために$ETCO_2$ 35mmHgを超えない程度に管理する。頭蓋内圧亢進症状の嘔吐による誤嚥のリスクを回避する。頭位は15～30度挙上する。

頭蓋内圧降下のための浸透圧利尿薬の急速静脈内投与を考慮する。大量輸液は脳血管床の急激な拡張による頭蓋内圧亢進や凝固機能異常を誘発するため，ショックの危険がなければ細胞外液の急速投与は避ける。

5. 看護

1）看護目標

①舌根沈下による気道狭窄の解除により酸素化が維持される。

②頭蓋内圧亢進による脳ヘルニアを回避し，脳灌流圧が保たれる。

2）看護介入

<O-P>

①気道開通の確認：発声状況，嗄声の有無

②呼吸状態の観察：呼吸数，呼吸リズム，呼吸音，SpO_2，呼吸パターン，喘鳴

③循環動態の観察：血圧，心拍数，心電図波形，顔色・皮膚の湿潤・冷汗・末梢皮膚温の状態

④意識・神経学的所見の観察：GCS，JCSスケール，瞳孔所見（瞳孔の大きさ，瞳孔不同，対光反射の有無）

⑤頭蓋内圧亢進症状，クッシング徴候

⑥体温

⑦自覚症状の観察：呼吸困難，嘔気

⑧他覚症状の観察：四肢麻痺，しびれの有無，耳出血，鼻出血

⑨薬物治療開始後の症状の観察

⑩既往歴の聴取：アレルギーの有無，外傷の有無

⑪現病歴の聴取：発症時間，発症の経過，食事，摂食物の有無

<T-P>

①気道確保の準備：用手的気道確保，気管挿管の準備，輪状甲状靱帯切開の準備

②安楽な体位の工夫，頭位は15〜30度挙上
③酸素投与：高濃度酸素の投与，BVMの準備
④継続的なモニタリング
⑤静脈路確保と輸液の準備，投与
⑥医師の指示の下，頭蓋内圧降下のため浸透圧利尿薬の急速静脈内投与を考慮
⑦嘔吐時の対応：ガーグルベースンの準備，体位の調整，口腔吸引の準備
⑧体温測定と保温
⑨患者への説明：搬送の説明，医師からの病状説明内容の確認と補足
⑩家族の有無や連絡先の確認
⑪私物の管理

6．搬送中のポイント

モニタリングと酸素投与を継続する。バイタルサインを継続的にモニタリングし，意識レベルや頭蓋内圧亢進症状がないか観察する。酸素投与を確実に行い，患者の自発呼吸に応じた補助換気を行う。

頭蓋内圧が亢進しないように$ETCO_2$が35mmHgを超えないようコントロールする必要がある。頭蓋内圧亢進による脳灌流低下を軽減するため，頭部は15〜30度挙上し搬送する。

（伊藤　敬介）

3 胸部外傷

1．事 例

42歳男性。乗用車運転中に電柱に激突。シートベルトを着用しており，エアバッグも作動した。ハンドルの変形があり，左前胸部に打撲痕を認め，同部位の強い疼痛を訴えている。JCS I 桁。頻呼吸，冷感・湿潤あり。ショック状態および高エネルギー外傷により，ドクターヘリ要請となった。救急隊により，全脊柱固定，高濃度酸素リザーバー付マスク10L/分で投与されている。

2．観 察

A：発声あり，気道開通
B：呼吸数30回/分，左胸部に打撲痕あり，左胸郭の奇異運動と左前胸部の呼気時膨隆を認める，頸静脈怒張あり，呼吸補助筋の使用あり，左鎖骨上の皮下気腫あり，呼吸音左肺の減弱あり，左前胸部の打診により鼓音を認める，酸素リザーバー付マスク10L/分投与しSpO_2 89%
C：冷感・湿潤あり，血圧86/42mmHg，心拍数120回/分，CRT 2秒，活動性出血なし
D：意識レベル：GCS E 3 V 4 M 6，JCS I - 1，呼びかけにうなずきあるがもうろうとしている，瞳孔径：右3.0mm/左3.0mm，対光反射：右（＋）/左（＋）。
E：体温：36℃
既往歴：特になし

3．処置・治療・活動内容

FASTは陰性で，EFASTにより左肺のスライドする臓側胸膜が確認できず気胸があると判断し，胸腔ドレーンを挿入して脱気を確認した。血液の排出はなかった。左肺呼吸音改善，左前胸部の鼓音消失，呼吸数20回/分，血圧118/64mmHg，心拍数94回/分となった。フレイルチェストの治療として，気管挿管，陽圧換気による内固定を行い，SpO_2は97％に上昇した。胸腔ドレナージによって循環不全も改善傾向になり，救命救急センターへ搬送した。

4．アセスメント

ハンドルの変形があること，および左前胸部に外傷を認めることから，左胸壁への直達外力による鈍的外傷が考えられる。また，胸郭の奇異運動はフレイルセグメントと考えられ，フレイルチェストの可能性が高い。左肺の呼吸音減弱，左前胸部の打診による鼓音および左肺のスライドする臓側胸膜が確認できず気胸があると判断した。直下の臓器である肺挫傷や気胸の合併が疑われ，肺虚脱による換気不全，低酸素血症が起こっている。

また，ショック徴候を認めるが，FASTが陰性であること，EFASTによる気胸が疑われることから，現時点では緊張性気胸による閉塞性ショックが考えられる。冷感・湿潤に加え，ショック徴候を認めることから，気胸による胸腔内圧上昇が原因の循環不全が考えられる。

まずは，胸腔ドレーンにより気胸を解除し，そのあとにフレイルチェストの治療として，気管挿管下で陽圧換気を行い，換気不全と低酸素血症の改善を図るが，陽圧換気によって患側肺の虚脱が進行し，緊張性気胸による循環不全が増悪する可能性を考慮しておく。胸腔ドレナージの治療効果およびチューブ迷入，胸腔内臓器損傷などの合併症の有無を評価する。

もうろう状態の意識障害を認めることから，換気不全による高二酸化炭素血症に陥っている可能性があり，迅速に換気量の確保のための診療が必要である。ヘリ搬送中，胸腔ドレナージの高低差がないため，クランプするのか，開放するのか，医師の指示を確認しておく。クランプし搬送する場合，陽圧換気で再び閉塞性ショックに陥る可能性があり，搬送中の急変の徴候を見逃さない。

5．看 護

1）看護目標

①緊張性気胸による閉塞性ショックが改善する。
②肺挫傷，気胸による肺虚脱によるガス交換能低下およびフレイルチェストによる呼吸運動低下によるガス交換障害が改善し，酸素化が改善する。

2）看護介入

＜O-P＞

①気道開通の確認：発声，会話
②呼吸状態の観察：呼吸数，呼吸リズム，呼吸音左右差，SpO_2，呼吸パターン，胸郭の左右差，頸静脈怒張の有無，呼吸補助筋の使用の有無，皮下気腫の有無，呼吸音左肺の減弱の有無，胸部の打診による鼓音
③循環動態の観察：血圧，心拍数，心電図波形，顔色・皮膚の湿潤・冷汗・末梢皮膚温の状態，頸静脈怒張，活動性出血の有無
④意識・神経学的所見の観察：GCS，JCSスケール，

瞳孔所見（瞳孔の大きさ，瞳孔不同，対光反射の有無）
⑤体温
⑥自覚症状の観察：呼吸困難，疼痛
⑦胸腔ドレーンの管理：エアリーク，呼吸性移動，排液量・性状
⑧薬物治療開始後の症状の観察
⑨既往歴の聴取：アレルギーの有無，他の外傷の有無
⑩現病歴の聴取：受傷機転，受傷時間，食事・摂食物の有無

＜T-P＞
①気管挿管の準備，介助
②気管・口腔吸引
③安楽な体位の工夫
④FAST準備
⑤酸素投与：高濃度酸素の投与，BVMの準備
⑥陽圧換気による内固定の準備：人工呼吸器，ジャクソンリース回路
⑦胸腔ドレナージとチェストドレーンバッグの準備，介助，管理
⑧チューブ，ドレーンの固定，抜けがないようにする
⑨継続的なモニタリング
⑩静脈路確保と輸液の準備，投与
⑪医師の指示の下，鎮痛・鎮静薬投与
⑫体温測定と保温
⑬患者への説明：搬送の説明，医師からの病状説明内容の確認と補足
⑭家族の有無や連絡先の確認
⑮私物の管理

6．搬送中のポイント

　気管挿管下での陽圧換気を継続して行い，気管チューブ，胸腔ドレーンやチェストドレーンバッグが抜けないように管理しつつ観察を継続する。

（伊藤　敬介）

4 腹部外傷

1．事 例

25歳男性。トラックとワゴン車の正面衝突事故で，患者はワゴン車の運転手である。エアバッグは作動し，シートベルト着用あり。右前胸部および腹部にシートベルト痕あり。腹部全体の疼痛を訴えている。JCS I 桁。頻呼吸，冷感・湿潤あり。ショック状態および高エネルギー外傷により，ドクターヘリ要請となった。救急隊により，全脊柱固定，高濃度酸素リザーバー付マスク10L/分で投与されている。

2．観 察

A：発語あり，気道開通
B：呼吸数32回/分，呼吸音左右差なし，胸郭運動異常なし，酸素リザーバー付マスク10L/分投与下でSpO$_2$ 98％
C：蒼白および冷感・湿潤あり，血圧78/59mmHg，心拍数124回/分，FASTでモリソン窩に液体貯留（＋），活動性出血なし，CRT 3秒以上の遅延あり
D：意識レベル：GCS E 3 V 4 M 6，瞳孔径：右3.0mm/左3.0mm，対光反射：右（＋）/左（＋）
E：体温：35.5℃
その他の情報：既往歴なし

3．処置・治療・活動内容

Primary Surveyにおいてショック徴候やFASTでモリソン窩に液体貯留を認めることから，腹腔内出血による出血性ショックを考え，静脈路を18G針で2本確保し輸液を行った。バイタルサインは血圧86/57mmHg，心拍数112回/分となった。医師が気管挿管を実施し，補助換気下でSpO$_2$ 100％，ETCO$_2$ 36mmHgであった。血圧108/68mmHg，心拍数104回/分となり，輸液を継続しつつ，緊急手術が行える救命救急センターへ搬送した。

4．アセスメント

車両同士の正面衝突事故という受傷機転，腹部の疼痛があり腹部にシートベルト痕を認めることから，シートベルトによる前後方向の直達外力，前方よりの減速機序による腹部鈍的外傷による臓器損傷が考えられる。

Primary Surveyにおいて，ショック徴候を認めることや，FASTでモリソン窩に液体貯留を認めることから，腹腔内出血による出血性ショックが考えられる。バイタルサインでは，血圧低下および頻脈をきたしている。血圧は出血量が30％に達するまでは，代償機転により必ずしも低下しないといわれている。また，shock index（脈拍数/収縮期血圧）が約1.6であることからも，すでに大量出血が起こっていることが考えられる。

出血性ショックに対する初期輸液療法を迅速に開始する必要があるため，医師がA，Bに対する診療を行う場合は，並行して静脈路確保を迅速に行う。静脈路確保は18G以上で2本確保する。加温した輸液1～2Lを全開で滴下する。大量出血が予想される場合，受傷後3時間以内のトラネキサム酸投与は転帰の改善につながる可能性があるため考慮する。

初期輸液療法によって循環動態の安定化を図りながら，速やかに緊急開腹術やIVRなどの治療が可能な医療機関へ搬送する必要がある。初期輸液療法によって，non-responderでショックの離脱が不可能であれば，搬送中に心肺停止に至ることも考えられる。そのため，出血コントロールを目的とした蘇生的開胸術を緊急で施行することを考慮しておく。

ショックが遷延することを予測して，気管挿管の適応と判断し，気管挿管の準備を行う。持続する疼痛に対しては鎮痛薬の使用を考慮する。鎮痛薬を使用する場合，交感神経の緊張低下による急激な血圧低下を予測した意識レベルやバイタルサインの観察を行う。

5．看 護

1）看護目標

①初期輸液療法によって循環動態が安定する。
②現場活動時間を最小限にし，迅速に根本治療が可能な医療機関に搬送される。

2）看護介入

<O-P>
①気道開通の確認：発声状況
②呼吸状態の観察：呼吸数，呼吸リズム，呼吸音，SpO$_2$，呼吸パターン
③循環動態の観察：血圧，心拍数，心電図波形，顔色・皮膚の湿潤・冷汗・末梢皮膚温の状態
④意識・神経学的所見の観察：GCS，JCSスケール，瞳孔所見（瞳孔の大きさ，瞳孔不同，対光反射の有無）
⑤体温
⑥自覚症状の観察：呼吸困難，嘔気，腹痛

⑦腹部所見：腹部の膨隆，膨満，筋性防御
⑧既往歴の聴取
⑨現病歴の聴取：受傷機転，受傷時間，食事・摂食物の有無

＜T-P＞
①気管挿管の準備，介助
②気管・口腔吸引準備
③安楽な体位の工夫
④酸素投与：高濃度酸素の投与，BVMの準備
⑤継続的なモニタリング
⑥静脈路確保（2本）と輸液の準備，投与
⑦FASTの準備
⑧医師の指示の下，鎮静・鎮痛薬の投与
⑨嘔吐時の対応：ガーグルベースンの準備，体位の調整
⑩体温測定と保温
⑪蘇生的開胸の準備
⑫患者への説明：搬送の説明，医師からの病状説明内容の確認と補足
⑬家族の有無や連絡先の確認
⑭私物の管理
⑮搬送先の選定：輸血の準備を依頼し，速やかに緊急開腹術やIVRなどの治療が可能な医療機関へ搬送する。

6．搬送中のポイント

バイタルサインおよび身体所見の観察による継続的なABCD評価を行う。また，血圧，心拍数に加え，皮膚の色調，CRT，意識レベルを継続的に評価し，初期輸液療法によって循環動態が安定したかの評価を行う。搬送中，血圧上昇による再出血や出血の増悪を防ぐため，医師に収縮期血圧の目安を確認し，輸液流量の調整を行う。

（伊藤　敬介）

5　脊椎・脊髄損傷

1．事例

　35歳男性。約3mの高さの岩場から川に飛び込んだ後，近くにいた友人らがすぐに水没しているところを発見し救出した。前額部に5×5cm程度の挫創あり。活動性出血なし。会話は可能であるが，四肢が動かずしびれているという通報内容であった。高エネルギー外傷と判断し，ドクターヘリ要請となった。出動途中第2報として，意識レベルJCS I-1，JCS II 桁，血圧92/48mmHg，心拍数58回/分（整），呼吸数20回/分，体温35.0℃，SpO₂ 99%，四肢の動きはみられず，全脊柱固定と高濃度酸素リザーバー付マスク10L/分を実施との連絡を受けた。

2．観察

　A：発語あり，会話可能，気道開通
　B：呼吸数24回/分，呼吸音左右差なし，左右胸郭運動低下および腹式呼吸を認める，頸部と胸部には明らかな外傷痕なし，気管偏位および頸静脈怒張なし，SpO₂ 99%（酸素リザーバー付マスク10L/分）
　C：顔面蒼白あり，冷汗なし，血圧95/44mmHg，心拍数45回/分（整），活動性出血なし，CRT 2秒以内
　D：意識レベル：GCS E4V5M6，瞳孔径：右3.0mm/左3.0mm，対光反射：右（＋）/左（＋）
　E：体温36.0℃
　その他の情報：四肢麻痺あり，便，尿失禁無，乳頭以下の感覚麻痺，持続する勃起あり，最終飲食は1時間前
　既往歴：特になし
　発生場所と状況：川の深さは1.5m程度で，成人男性が立位で胸のあたりの水位であり，流れは緩やかであった。友人とバーベキューに訪れており，飲酒もしていた。

3．処置・治療・活動内容

　救急隊により全脊柱固定が行われていた。救急隊に頭部保持を依頼し，全身観察，FASTを行った。全身観察の結果，前額部以外の外傷痕はなく，FASTも陰性だった。患者は後頸部の痛みを訴え，乳頭以下の感覚麻痺があり，下肢は動かず，上肢はわずかな肘の動きがあるが，強いしびれにより詳細な観察ができなかった。酸素投与を継続し，静脈路を確保，全脊柱固定のベルトの緩みがないか確認し搬送した。呼吸状態は腹式呼吸であるが，高濃度酸素投与によって酸素化は保たれているため，そのまま高濃度酸素投与を継続した。

　初期輸液療法を行った後のバイタルサインは，血圧103/50mmHg，心拍数50回/分，呼吸数24回/分であった。家族は現場におらず，友人から連絡済みとの報告を受けた。救命救急センターへ搬送，精査の結果，C5の脱臼骨折，およびC5の脊髄損傷を認めた。

4．アセスメント

　約3mの高さからの飛び込みにより，頭部を川底に打撲した可能性が高いという受傷機転より，頸椎が過伸展し，脊椎に大きな外力が加わった可能性がある。前額部以外に目立った外傷がなく，FASTが陰性であることから，大量出血，気胸，心筋障害，心タンポナーデなどショックをきたすような外傷はないと推察した。四肢の運動麻痺と知覚麻痺に加え，血圧低下や，徐脈を認めることからも神経原性ショックを呈していると考えられる。つまり，第4胸髄節より高位の脊髄損傷の存在が予測される。また，腹式呼吸を認めることから，第5頸髄節レベル以下の頸髄損傷による肋間筋麻痺が考えられた。呼吸回数は若干速いが，安定しているため，現段階での気管挿管の必要性はないと判断した。不測の事態に備え気管挿管の準備をしておく必要がある。

　脊髄損傷の神経学的重症度の判断は，病院前救護の現場では困難である。そのため，病院前救護における初期診療では，全身状態を評価したうえで脊椎・脊髄保護に留意し，迅速に早期診断と治療が可能な医療機関に搬送することが重要である。患者は食事摂取直後のため，突然の嘔吐に備える必要があり，嘔吐の際は不用意に全脊柱固定を外さないように注意する。また，患者は突然四肢が思うように動かない状況に陥り，不安を覚えているため，患者への声かけ，傾聴などの心配りも必要である。さらに，固いバックボード上で固定をされており，四肢・感覚麻痺を認めることから，容易に褥瘡が発生しやすい状況であることを意識したケアが求められる。

5．看　護

1）看護目標

①初期輸液療法によって循環動態が安定する。
②脊椎・脊髄損傷が保護され，二次損傷を与えることなく医療機関に搬送される。
③医療者からの声かけにより，自ら苦痛の訴えや不安

が表出できる。

2）看護介入

＜O-P＞

①気道開通の確認：発語，発声状況
②呼吸状態の観察：呼吸数，呼吸リズム，呼吸音，SpO_2，呼吸パターン，呼吸補助筋の使用の有無，腹式呼吸の有無
③循環動態の観察：血圧，脈拍数，心拍数，徐脈の有無，心電図波形，脈拍拍動の緊張度，顔色・皮膚の湿潤・冷汗・末梢皮膚温の状態
④意識・神経学的所見の観察：GCS，JCSスケール，瞳孔所見（瞳孔の大きさ，瞳孔不同，対光反射の有無）
⑤体温
⑥自覚症状の観察：呼吸困難感・疼痛の有無（後頸部，四肢），しびれの有無（四肢），食直後のため嘔気・嘔吐・尿意・便意の有無
⑦他覚症状の観察：四肢・体幹の感覚，知覚可能部位をマーキング，四肢の運動状況，外傷の有無，（可能であれば）肛門括約筋，陰茎
⑧既往歴の聴取：アレルギーの有無
⑨現病歴の聴取：受傷時間，受傷機転，受傷からの経過

＜T-P＞

①気道確保の準備：気管挿管の準備（必要時）
②酸素投与：高濃度酸素の継続投与
③継続的なモニタリング
④静脈路確保と輸液の準備，投与
⑤医師の指示の下，鎮痛薬，アトロピン製剤や昇圧薬などの薬剤の投与
⑥嘔吐時の対応：口腔吸引の準備，体位の工夫，バックボードごと側臥位
⑦医師の指示の下，経皮ペーシングの準備
⑧体温測定と保温：濡れた着衣の除去（頸椎保護を最優先とし，着衣は裁断する）
⑨患者への説明と傾聴：搬送の説明，医師からの病状説明内容の確認と補足
⑩家族の連絡先の確認
⑪私物の管理
⑫褥瘡後発部位の除圧（搬送時間によって，臀部に手を入れるなど除圧を図る）
⑬搬送先の選定：脊髄損傷の画像評価と専門医による診察可能な施設

6．搬送中のポイント

バイタルサインおよび身体所見の観察による継続的なABCD評価を行う。高位脊髄損傷にて呼吸抑制が生じる可能性があるため，ヘリ機内では掛物の位置を工夫し，腹式呼吸の状態を観察し，気管挿管を視野に入れておく。また，血圧，脈拍数，皮膚の色調，CRT，意識レベルを継続的に評価し，初期輸液療法によって循環動態が安定したかの評価を行う。嘔吐時はフライトドクターと協力し，全脊柱固定のまま側臥位の体位が即座にとれ，吸引が使用できるように準備しておく。

（伊藤　敬介）

III 中毒，環境障害，その他

1 中毒

1．事例

60歳代，女性。初冬の昼過ぎ，意識のない状態で倒れていると家族から119番通報があり，ドクターヘリが要請された。農薬を飲んだ疑いがあるという追加情報が入った。農薬への曝露の危険があり，飛行中のヘリ機内でゴーグル付マスク，手袋，ガウンを装着した。ランデブーポイントに着陸し，救急車内に収容された患者に接触した。

2．観察

- A：いびき様呼吸のため用手下顎挙上，口内は唾液が多量にあり
- B：呼吸数24回/分，浅い，SpO$_2$ 94％，酸素投与10L/分リザーバー付マスク，呼吸音Rhoncus
- C：顔面・末梢蒼白，血圧118/70mmHg，脈拍数108回/分，Ⅱ誘導心電図上不整脈なし
- D：意識レベル：GCS E1V1M1，縮瞳，対光反射なし
- E：体温35.0℃，末梢冷感著明
- その他の情報：血糖値130mg/dL，右大転子部と右外顆に退色反応のない発赤あり，失禁あり

3．処置・治療・活動内容

救急車内は有機溶剤臭を感じたため，横と後方のドアは開けた状態とし，救急隊にブルーシートでプライバシー保護と風よけを依頼した。吐物，農薬の付着がみられるものは脱衣してビニール袋に入れ，密閉した。ヘリコプターによる搬送は気密性が高いためスタッフへの曝露の可能性があり，救急車内において気管挿管後，BVMによる補助換気を行いながら近医へ一時収容し，初期治療後にドクターヘリ搬送を再判断した。

4．アセスメント

患者は農機具小屋で倒れていた。夫が数ヵ月前に亡くなり，毎日のように死にたいと言い，落ち込んでいた。朝8時ごろには農機具小屋で作業していた。発見時は，農機具小屋内に多量の嘔吐跡があり，農薬の1つが空の状態で落ちていた。農薬はスミチオンであり，服用した量，時間は不明であった。既往歴はなく，内服歴やアレルギーもなかった。最終飲食は朝7時ごろであった。

意識レベルの低下を起こす各種の病態があるが，これらの状況から農薬中毒による症状と考えられる。有機溶剤臭と唾液の流延，縮瞳，呼吸抑制など急性コリン作動性症候群から有機リン系殺虫剤の服用が疑われた。中枢性呼吸抑制，多量の分泌物と嘔吐による誤嚥の可能性も考えられ，酸素投与によっても自発呼吸の低下により酸素化不足を招き，気道，呼吸の異常から速やかに気管挿管による人工呼吸器管理が必要であると考える。気管挿管の刺激による嘔吐，誤嚥の可能性に備え，物品準備，役割分担が重要である。

徐脈，血圧低下などの循環不全が出現する可能性があり，脱衣により体温の低下の進行も考えられる。情報から服用後の時間が経っていることが推測され，服用量が不明であるが，吸収量によっては時間経過とともに急速に症状が重篤化することが考えられる。全身状態の改善と安定化，中毒物質の吸収阻害として胃洗浄，活性炭服用，拮抗薬（2-PAM）などのために早急な初期医療対応が必要であり，救急車による近医への一時収容を考えた。

5．看護

1）看護目標

① 呼吸，循環動態の異常が早期発見され，適切な処置が受けられる。
② 保温により体温低下の進行がない。
③ 口内分泌物，嘔吐による誤嚥が起こらない。

2）看護介入

<O-P>

① 気道開通の確認：舌根沈下の有無
② 呼吸状態の観察：呼吸数，呼吸リズム，呼吸音，呼吸パターン，いびき様呼吸，SpO$_2$
③ 循環状態の観察：血圧，心拍数，脈拍の触知，顔色，皮膚の湿潤，冷汗，末梢冷感，心電図波形
④ 体温の把握
⑤ 意識・神経学的所見の観察：GCS，JCS，瞳孔所見（瞳孔の大きさ，瞳孔不同，対光反射，共同偏視），

麻痺
⑥血糖値の把握
⑦既往歴の聴取
⑧服用したものの内容を情報収集

＜T-P＞
①気道確保の準備，介助：用手的気道確保，気管挿管，口内・気管吸引（吐物・分泌物は密閉する）
②呼吸管理：補助換気または人工呼吸器の準備と装着
③継続的なモニタリング
④静脈路確保と（加温）輸液の準備，投与
⑤医師の指示の下，胃管カテーテル挿入の準備と介助
⑥体位管理：誤嚥予防と毒物の消化管への流入進行阻害のため，左側臥位
⑦感染防御
⑧汚染された衣類の除去と除去した衣類の密閉
⑨保温
⑩ヘリでの搬送の可否を医師と検討し，不可であれば陸送の準備
⑪中毒患者の治療可能な施設の選定
⑫家族の有無と連絡先の確認
⑬私物の管理

6．搬送中のポイント

　中毒を起こす原因物質の曝露経路は，経口摂取だけでなく吸入や皮膚接触もある。患者の呼気，衣類や皮膚への付着物，吐物などからの毒性物質の曝露の危険性がある。服用物質の毒性が不明な場合は，曝露への対策がとりやすい救急車による搬送となる。患者への接触，搬送に際して安全を考慮した判断と活動が求められる。

　　　　　　　　　　　　　　　　　　（寺村　文恵）

2 低体温症

1. 事 例

40歳代, 男性。12月上旬, 森林公園の駐車場に停車した車の横の雪上で倒れているのを通行人が発見, 119番通報された。車内にはビール数缶と市販の睡眠改善薬の空き殻があった。

救急隊現着時, JCS 100, 脈拍は橈骨動脈触知可能だが微弱, 脈拍数52回/分, SpO_2は冷感が強く測定不可, 体温(鼓膜)はLowで, 両手と両膝, 肘にⅠ度～Ⅱ度の凍傷, 右鼻出血を認めた。意識障害, 急性医薬品中毒, 偶発性低体温症の疑いでドクターヘリ要請となった。

2. 観 察

- A：気道は開通している。
- B：呼吸数10回/分, 徐呼吸, 呼吸パターンは規則的, SpO_2測定不可
- C：末梢も冷感が強い, 橈骨動脈触知は微弱に可能, 血圧70/(触診), 脈拍数42回/分
- D：意識レベル：JCS 100, GCS E2V2M4, 瞳孔径：右3.0mm/左3.0mm. 対光反射は左右ともに緩慢, 血糖値69mg/dL
- E：体温Low, 全身冷感あり, 両手・両膝・肘に凍傷あり, 吐物痕あり

その他の情報：患者の周囲に日本酒と缶ビール, 市販の睡眠改善薬が散乱している。

3. 処置・治療・活動内容

意識障害と徐呼吸があるため現場で気管挿管を施行した。ショック状態に対しては末梢静脈路を2本確保し, 50％ブドウ糖液20mLを静脈内投与後, 加温輸液により急速投与した。患者の衣服が濡れていたため, 現場で脱衣してレスキューブランケットとアルミシートによる保温を行い, ヒーターで保温されたヘリ機内へ収容した。

4. アセスメント

患者は屋外で発見され全身冷感著明であり, 深部温(鼓膜温)も測定不能で, 低体温の状態にある。鼓膜体温計でLowを示しているため, 32～34℃以下であることが推測される。意識障害については, 現場の状況から飲酒と睡眠改善薬により生じた偶発性低体温症が考えられたが, 他の内因性疾患の発症にともなう意識障害の可能性がないとは言えず, その可能性も念頭に置いての観察が必要である。

吐物痕もあり, SpO_2モニターは計測不能状態であることから, 寒冷に伴う計測不能状態, もしくは誤嚥による低酸素血症を生じている可能性もある。

意識障害と誤嚥による低酸素血症の疑い, また低体温症への復温に際して, 重篤な致死性不整脈出現の可能性が高く, 緊急度の高い状態であると判断した。さらに雪上で倒れており凍傷もあることから, 横紋筋融解を生じている可能性も視野に入れる必要があると考えられた。

そのため, 復温と致死性不整脈の両方への対処とし, PCPS（percutaneous cardiopulmonary support）の導入可能な三次医療機関への搬送を考慮し, 病院選定する必要があると判断した。

5. 看 護

1）看護目標
①致死性不整脈の出現がなくショックから離脱できる。
②適正な保温により体温低下の進行がない。
③意識障害に伴う搬送中の嘔吐や誤嚥による二次的合併症がない。

2）看護介入
<O-P>
①気道開通の観察：舌根沈下の有無
②呼吸状態の観察：呼吸数, 呼吸リズム, 呼吸音, SpO_2, 呼吸パターン
③循環状態の観察：血圧, 心拍数, 顔色, 皮膚の湿潤, 末梢冷感, 冷汗, 脈拍触知
④意識・神経学的所見の観察：GCS, JCS, 瞳孔所見（瞳孔の大きさ, 瞳孔不同, 対光反射）
⑤血糖値の把握
⑥体温の把握
⑦全身の観察：外傷痕の有無, 皮膚の状態（褥瘡の有無, 凍傷の状態など）
⑧その他患者周囲の観察：薬の空包, アルコール類, 患者の個人情報を確認できるものなど

<T-P>
①気道確保の準備：用手的気道確保, 気管挿管の準備・介助, 口腔内および気管内吸引
②酸素投与の継続：BVMまたは人工呼吸器
③継続的なモニタリング：致死的不整脈, 徐脈, 頻脈, J波
④静脈路確保と加温輸液の準備：加温器を使用した輸

液管理
⑤体温測定：深部体温測定を目的として鼓膜温度計と口腔内温度計をセットし，状態に応じて使い分ける。
⑥血糖測定
⑦医師の指示の下，鎮静薬・鎮痛薬の準備と投与
⑧医師の指示の下，抑制の実施
⑨ヘリ機内の温度調整：患者の機内搬入に際して急激に機内温度が低下するため，機内ヒーター風速流量をあらかじめ調整しておく。
⑩濡れた衣服の除去
⑪保温：レスキューブランケット・アルミシート，状態に応じて加温輸液を温罨法として用いる。
⑫家族の有無や連絡先を確認
⑬私物の管理
⑭復温と致死的不整脈への対処としてPCPS導入可能な三次医療機関の選定と搬送の準備

6．搬送中のポイント

ヘリ搬送中は，持続的な体温測定や温度管理が困難である。保温，復温をする際の注意点としては，①急激な体表への加温により末梢血液が還流することとなり，かえって中心体温が低下する「アフタードロップ現象」や，②末梢血管拡張による血圧低下「ウォームショック」を念頭に置く必要がある。

ヘリ機内でできうる加温方法として，機内暖房の流量と温度の調整，未使用の加温輸液による腋窩温罨法，頭部や首筋などをタオルなどで包み込み，帽子，マフラーのように活用し間隙を作らず保温に努める。身体の露出面を可能な限り少なくし，毛布で包み込んだうえでレスキューブランケットによりしっかりと保護することに努める。

（佐藤　環）

3　減圧症

1．事　例

40歳男性。ダイビング中に気分不快が出現したため浮上。その後，頭痛，右上肢のしびれを認めたため救急要請された。

救急隊現着時，意識レベルはJCS 0，GCS E4V5M6，ルームエアーでSpO₂ 90％であり，救急隊により高濃度酸素投与中。血圧120/70mmHg，脈拍数115回/分との情報あり。発症状況，症状から減圧症が疑われ，ドクターヘリの要請となった。

2．観　察

A：声かけに返答あり，気道開通

B：呼吸数30回/分，浅く速いが規則的，SpO₂ 93％（酸素15L/分リザーバー付マスクで投与中），両側呼吸音左右差なし，全体的に軽度副雑音あり，呼吸困難軽度あり

C：血圧116/62mmHg，心拍数110回/分，全身冷感あり，悪寒あり，両手指末梢チアノーゼあり，心電図波形は同調律

D：意識レベル：GCS E3V5M6，瞳孔同大，対光反射あり，四肢MMT5，痙攣なし，明らかな外傷所見なし，右上肢のしびれ，嘔気あり

E：体温35.7℃，皮膚観察：大理石斑なし

その他の情報：

SAMPLE

S：頭痛，嘔気，救急車内で2回嘔吐あり，右上肢のしびれ，悪寒

A：アレルギーなし

M：内服なし

P：既往歴なし

L：午前7時朝食摂取，昨夜アルコール摂取あり

E：本日2本目のダイビング中，水深10m付近で気分不快あり急浮上した。本日最大深度30m，平均15m。

減圧症リスク因子

ダイビング歴10年，総回数約1,000本

アルコール摂取：前夜ビール1本

体調：睡眠時間4時間，疲労の蓄積あり

3．処置・治療・活動内容

モニターを装着し，モニタリングを開始した。左上肢に20Gで静脈路を確保し輸液を開始した。また，嘔気の

表2-Ⅲ-1　減圧症（US Navy分類）

型	症　状
Ⅰ型	関節や筋肉に症状が出現（ベンズ） 皮膚症状（皮膚型）
Ⅱ型	中枢神経障害（脳型または脊髄型） めまい（メニエール型） 呼吸困難や胸痛（チョークス）
Ⅲ型	動脈ガス塞栓と合併しているものまたは鑑別困難なもの

症状があったため制吐薬を使用した。濡れた水着の脱衣と毛布にて保温をし，ヘリ機内の暖房を調整した。

家族は妻子があるが，今回は友人とダイビングに訪れており同乗なし。妻への連絡は済んでいる。

4．アセスメント

減圧症の症状やリスク因子を見逃さないために，関係者（ダイビングインストラクター，消防，医療者）は，かかわったタイミングごとにチェックリスト（図2-Ⅲ-1）を活用して情報収集し，それを共有しながら統合，病態を予測する。この事例はダイビング中の発症であり，急浮上，水深，年齢，アルコール摂取，睡眠時間，疲労のリスク因子を考慮すると減圧症が疑わしい。患者は頭痛および右手のしびれを訴えており，また酸素化の不良も認めるため，Ⅱ型減圧症が疑われる（表2-Ⅲ-1）。

また，急浮上時の圧外傷や海水や嘔吐物の誤飲により呼吸状態の悪化も考えられるため，脱窒素と酸素化を維持する目的で100％酸素投与を継続する必要がある。水中では生理的脱水になりやすく，さらに急変時の薬剤使用のため，静脈路を確保し十分な輸液の投与を行う。

低体温になると不整脈や凝固系異常がみられるため，濡れた水着は脱衣し保温を行う必要がある。現場では確定診断はできないが，発症状況とリスク因子を考慮し，高気圧酸素療法が可能な施設を選定する。搬送先ではダイビングの過程がわかるようにチェックリストを用いて引き継ぎを行う。

ダイビングはレジャースポーツであり，事例のように家族などのキーパーソンがその場に居合わせないこともある。患者は症状や搬送先等への不安を抱きやすいため，インフォームドコンセントによる現状理解や傾聴に努める必要がある。また，家族への情報提供，連絡先の確認等を現場救急隊や関係者と連携して行うことが望ましい。

第2章 現場での患者の観察とアセスメント

ダイビング事故チェックリスト

2016.5.9改訂

アクシデント発症（発見）	時間（　　：　　）
	場所

患者	氏名（　　　　　　　　）　カナ（　　　　　　　　）
	□男　□女　年齢（　　）才
	生年月日　昭和・平成　西暦　　年　月　日
	住所
	電話番号
	ダイビングの経験年数（　　）年　経験本数（　　）本

緊急連絡先	氏名　　　　　　　　　続柄
	電話番号　　　　　　　携帯番号

Shop・グループ名

意識	□無し　□有り	メモ
呼吸	□無し　□有り	
循環(脈拍)	□無し　□有り	
嘔吐	□無し　□有り	
人工呼吸	□無し　□有り　開始時間（　：　）	
胸骨圧迫	□無し　□有り　開始時間（　：　）	
AED作動	□無し　□有り　開始時間（　：　）	
	□　除細動1回目　（　：　）	
	□　除細動2回目　（　：　）	
	□　除細動3回目　（　：　）	
	□　除細動4回目　（　：　）	
酸素吸入	□無し　□有り　開始時間（　：　）	
心拍再開	□無し　□有り　再開時間（　：　）	
自発呼吸	□無し　□有り　再開時間（　：　）	
意識回復	□無し　□有り　回復時間（　：　）	

減圧障害の可能性	□高い　□低い

潜水開始時間（　：　）～潜水終了時間（　：　）（　）分間

最大深度（　　）m　平均深度（　　）m

一日の潜水時間（　　）時間　本日（　　）本目

浮上	□問題なし
	□急浮上　□息こらえ　他アクシデント（　　　）

前日睡眠時間（　　　）・不明

前日飲酒　□無し　□有り（　　）・不明

本日最終飲食（　時　分）（内容　　）・不明

既往歴・内服薬（　　　　　　　　　）・不明

記入者	氏名
	電話番号　　　　携帯番号

付添い者	氏名　　　　　続柄
	電話番号　　　携帯番号

最高飛行高度（　　）m　　順天堂大学医学部附属静岡病院 静岡県東部ドクターヘリ 作成

記入日　　　年　　月　　日

図2-Ⅲ-1　ダイビング事故チェックリスト

5．看 護

1）看護目標
①酸素化が維持され，呼吸状態が安定する。
②発症状況，症状から減圧症が見逃されずに，状態に応じた施設へ搬送される。
③医療者からの説明が理解でき，不安が軽減する。

2）看護介入

<O-P>
①呼吸状態の観察：呼吸数，呼吸リズム，呼吸音（ヘリ搭乗前に確認），SpO_2，呼吸困難感，胸郭挙上の左右差，皮下気腫の有無
②循環状態の観察：血圧，心拍数，心電図波形，顔色・皮膚の湿潤・冷汗・末梢皮膚温の状態
③意識・神経学的所見の観察：GCS，JCSスケール，瞳孔所見（瞳孔の大きさ，瞳孔不同，対光反射の有無）
④減圧症の症状観察：
・ベンズ症状：四肢の関節痛，筋肉痛
・中枢神経障害（脳型または脊髄型）：四肢のしびれ感，違和感，筋力低下，倦怠感
・前庭神経障害（メニエール型）：めまい，難聴，耳鳴り
・呼吸器症状（チョークス）：息切れ，呼吸困難，胸痛，胸部の違和感
・皮膚症状（皮膚型）：皮膚のかゆみ，発疹
・頭部症状：頭痛，ぼーっとする感じ
・リンパ症状：四肢の浮腫
⑤体温の把握
⑥既往歴の聴取
⑦SAMPLE聴取
⑧減圧症リスク因子の聴取：ダイビング歴，総回数，急浮上の有無，水深，アルコール摂取の有無，睡眠時間，体調（疲労）など

<T-P>
①酸素投与の継続：リザーバー付酸素マスクによる高濃度酸素投与（酸素流量15L/分）
②酸素化が不十分な場合：気管挿管の準備・介助
③継続的なモニタリング
④静脈路確保と輸液の準備
⑤医師の指示の下，制吐薬の投与
⑥嘔吐時の対応：ガーグルベースンの準備，体位の調整（側臥位），口腔吸引の準備
⑦体温測定
⑧濡れた水着の除去
⑨保温：毛布およびヘリ機内の温度調節
⑩患者への説明：搬送の説明，医師からの説明内容の確認と補足
⑪家族の有無や連絡先の確認
⑫私物の管理
⑬医師およびパイロット，整備士と病態の情報共有を行い，飛行高度（1,000フィート以下）について打ち合わせる。
⑭高気圧酸素療法が可能な施設の選定と搬送準備

6．搬送中のポイント

飛行高度による気圧の変化に伴い，身体内で気泡が膨張し，症状が悪化する恐れがある。特に圧外傷による気胸が存在した場合は，緊張性気胸に至る可能性があるため，搬送中の呼吸状態の観察には十分な注意と，搬送前の評価が重要である。またパイロットや整備士とも病態の情報を共有し，飛行高度を1,000フィート以下に保ちながら搬送する必要がある。

文 献

1) 山見信夫：ダイビング医学　潜水医学．
http://www.divingmedicine.jp/decompression/index.html
2) 矢田麻夏：静岡東部ドクターヘリの減圧症症例への取り組み　フライトナースの活動報告．第12回日本高気圧環境・潜水医学会関東地方会会誌，2012：35-38.
3) 外傷初期看護ガイドラインJNTEC，へるす出版，2007，p20.

（矢田　麻夏）

4 熱中症

1．事　例

20歳代，男性。ランニング中に突然意識を消失したため119番通報。救急要請と同時にドクターヘリ要請となった。

救急隊現着時，傷病者は木陰で仰臥位となっていた。顔面は紅潮が著明，意識レベルは当初JCS 200であったが，車内収容時にはJCS 300となった。気道は開通，呼吸数は30回/分，浅い呼吸，血圧は80/56mmHg，脈拍数は124回/分，不整なし。発汗はみられず，皮膚の乾燥があった。体温は鼓膜温で40℃であった。

救急隊により高濃度酸素10L/分投与が開始され，炎天下，高体温，意識障害を伴うため熱中症が疑われたため，ドクターヘリは継続要請となった。

2．観　察

A：気道開通
B：呼吸は浅く，促迫，呼吸数32回/分，SpO_2 100％
C：末梢は発赤・紅潮・熱感が著明，橈骨動脈は弱く，脈拍数120回/分，不整なし，血圧80/50mmHg
D：意識レベル：JCS 300，GCS E1V1M1，瞳孔散大，対光反射なし
E：体温（鼓膜温）40℃，発汗なし，皮膚乾燥著明

3．処置・治療・活動内容

末梢静脈路を確保し，乳酸リンゲル液の投与を開始した。同時に気管挿管，人工呼吸管理を行い，市販されている冷却パックを複数用いて局所冷却し，搬送となった。

4．アセスメント

本事例は状況から熱中症（表2-Ⅲ-2）が疑われ，意識障害，呼吸障害，循環障害（ショック）を認めるため重症症例である。熱中症による意識障害は中枢神経症状として生じ，熱痙攣や脳浮腫を引き起こすこともある。脳保護の目的でも素早い冷却による体温管理が重要である。さらに，循環血液量減少性ショックに伴う頻脈，血圧低下を呈しており，高体温に伴う臓器不全に加えて血流不全による臓器障害を進行することにもなるため，適切な輸液管理が必要である。また，輸液は水分補給のみならず喪失した電解質（特にナトリウム）の補給にもなる。

本事例の患者は重症であり，集中治療管理や透析などが必要になってくる可能性もあるため，搬送先の病院選定の際には考慮する必要がある。

熱射病と類似した疾患としては，髄膜炎，脳炎，悪性症候群，甲状腺クリーゼ，覚醒剤中毒などがある。また，脳血管障害や心疾患などの基礎疾患や抗うつ薬などの薬物が，環境と重なって熱射病を発症する場合があるため，脳神経系の症状や不整脈，発症の経過や既往なども情報として把握しておくことが重要である。

5．看　護

1）看護目標

①さらなる体温の上昇がなく，目標体温38℃台近くまで体温が低下する。
②輸液により循環動態が安定する。

2）看護介入

＜O-P＞

①呼吸状態の観察：呼吸数，呼吸リズム，呼吸音，呼吸パターン，SpO_2
②循環状態の観察：脈拍数，血圧（左右差の有無），致死的不整脈，顔色，皮膚色，皮膚の乾燥・湿潤の有無，発汗の有無，熱感，橈骨動脈触知
③意識・神経学的所見の観察：GCS，JCS，瞳孔（大きさ，瞳孔不同の有無，対光反射の有無）
④体温の把握
⑤発熱の随伴症状の有無と程度（めまい，失神，立ちくらみ，生あくび，大量の発汗，強い口渇感，筋肉痛，倦怠感，虚脱感，意識障害，痙攣，せん妄，頭痛，嘔吐など）
⑥心電図モニター・血圧の継続的な観察
　※不整脈：高体温による心筋障害の有無や，高カリウム血症・低カルシウム血症による心電図変化，刺激伝導系の異常の有無
⑦発症の経緯を聴取

＜T-P＞

①気道確保：意識障害があるため気管挿管の準備と介助
②呼吸管理：人工呼吸管理（BVMまたは人工呼吸器）
③静脈路の確保と輸液の開始：冷却した乳酸リンゲル液もしくは生理食塩液をゆっくり静注する。
④移動中や搬送中の継続的なモニタリング
⑤血糖測定
⑥体温測定：鼓膜温または直腸温など（ヘリ搬送中は深部体温による正確な体温測定管理が困難である

Ⅲ 中毒，環境障害，その他

表2-Ⅲ-2　熱中症の分類

分類	症状
熱射病	意識障害，体温40.5℃以上，乾燥した皮膚が特徴。原因にかかわらず，体温が41℃を超えると細胞破壊が起こり，中枢神経障害，肝・腎不全，横紋筋融解などをきたし，自律的な体温調節能力は失われる。この状態が熱射病であり，鑑別診断よりもまず冷却することが肝要である。
熱疲労	脱水によって体温上昇と脱力をきたしているが，意識障害は認めず，体温は熱射病ほど高くはないもの。体温調節能力が保たれており，発汗がみられる。
熱痙攣	筋の有痛性痙攣。高温環境下の作業で電解質（特にナトリウム）が喪失して筋の痙攣が起こるもので，通常意識は良好である。消化管平滑筋の痙攣で腹痛をきたすこともある。

が，可能な限り鼓膜温や直腸温などで測定を継続する）
⑦ヘリ機内の温度管理と衣服の調節
⑧前頸部，両腋下，鼠径部に氷，冷却パックをあてる。
⑨水，アルコール，扇風機などによる冷却（体温は38℃を目標に冷却を行う）
⑩冷却用ブランケットの使用：一般的に販売されている接触冷感素材のブランケットを水で濡らし，患者にかける。
⑪冷却によりシバリングが出るようであれば，クロルプロマジン，ジアゼパムを使用する。
⑫患者への説明：搬送先の説明，医師からの説明内容の確認と補足
⑬家族の有無や連絡先の確認
⑭私物の管理
⑮集中治療管理，透析が可能な施設を選定し速やかに搬送する準備を行う。

6．搬送中のポイント

熱中症の患者は病院前から適切に素早く冷却することで，患者の予後を左右するとも言われており，ヘリ搬送中から冷却を試みることは重要である。一方で，体温測定が正確にできないことや，夏期のヘリ機内は高温であり機内の温度管理が難しいことなどに注意しなければならない。

（小池　伸享）

5　熱傷

1．事例

60歳女性。自宅の台所で調理をしていたところ、衣服に火が燃え移り受傷。家族が水をかけ、約3分程度で鎮火。家族が救急要請。

救急隊接触時、上着は8割が焼けており、上半身を中心に広範囲の熱傷があるため、ドクターヘリ要請となった。追加情報で髪、鼻毛の焦げがあるが「痛い」と発声あり、顔面から大腿にかけてⅡ〜Ⅲ度の広範囲熱傷であると情報が得られた。衣服は救急隊により脱衣されていた。

2．観察

A：会話可能、気道開通しているが鼻毛の焦げあり、嗄声なし

B：呼吸数30回/分、浅くて速い、救急隊により酸素10L/分リザーバー付マスクでSpO$_2$ 99%

C：脈拍数110回/分（整）、橈骨動脈触知可能、血圧90/56mmHg（大腿部で測定）

D：意識レベル：JCS Ⅰ桁、GCS E3V5M6、痛みのため自発的な開眼はみられない

E：体温35.6℃、末梢冷感あり

その他の情報：

全身観察：鼻腔にススがあり、口腔内のスス・発赤なし。前髪、眉毛、まつげ、鼻毛の焼失。顔面全体が紅潮している。Ⅱ度熱傷（SDB）。体幹・両上下肢には明らかな外傷なく、体幹前面、両上肢、両大腿に熱傷あり。Ⅱ度熱傷（DDB）〜Ⅲ度熱傷（DB）。Ⅱ度熱傷28%、Ⅲ度熱傷36%、全身に9の法則にて63%の熱傷あり。

3．処置・治療・活動内容

着衣は救急隊により除去されており、患者はアルミシートに覆われていた。会話は可能であったが、鼻腔や口腔内にススを認めたため、気道熱傷を疑い、気管挿管が必要と判断した。しかし、患者は意識があったため、気管挿管に伴う苦痛の緩和目的で鎮静薬の必要があり、高濃度酸素を投与しながら静脈路確保を優先した。両上肢にはⅡ度〜Ⅲ度熱傷が混在しており、末梢静脈の確保は困難であったため、フライトドクターが大腿静脈より中心静脈確保し急速輸液を開始した。その後、鎮静薬を投与し、気管挿管を施行した。血圧測定は、熱傷範囲が少なかった右大腿部にマンシェットを巻き、経時的に測定を行った。

広範囲重症熱傷と判断し、熱傷の集中管理ができる高度救命救急センターを搬送先として選定した。搬送中、呼吸管理をしながら、アルミシートで覆い保温に留意した。

4．アセスメント

顔面熱傷、鼻腔、口腔内のススは、気道熱傷を疑って対応する。気道熱傷は気道内の粘膜の炎症に加え、多量の輸液投与により急激な喉頭浮腫をきたして気道閉塞となる可能性があるため、気管挿管を行う必要がある。ドクターヘリスタッフが合流時にすでに気道閉塞の可能性も考え、挿管困難な場合の気道確保の準備、輪状甲状靱帯切開も念頭に置き緊急時に備える。

患者は全身に9の法則にて63%の熱傷があり、Burn-Index（BI）＝50、Prognosis Burn Index（PBI）＝140（以上）と重症熱傷である。熱傷受傷後は全身炎症反応が起こり、血管透過性亢進のため血管外への水分漏出により、循環血液量減少性ショックを呈する可能性がある。

患者は脈拍数110回/分（整）、血圧は大腿部で測定し90/56mmHg、ショックを呈していると考えられる。循環血液量減少性ショックは臓器機能不全を引き起こすため、受傷後より十分な輸液の投与が重要となる。Baxterなどの熱傷輸液公式などを参考にした輸液管理投与をする必要があるが、救急現場での輸液量の換算は困難なため、確実な血管確保と、大量輸液による輸液量の把握を必ず行う。大量輸液にともなう酸素化の不良が起こる可能性や一酸化炭素中毒の疑いもあるため、気道確保および高濃度酸素投与を継続する必要がある。

また、広範囲熱傷による皮膚バリアの破綻にともない、体温調整機能も低下するため、身体を覆い十分な保温に努める。さらにチューブ類のテープ固定は粘着が効かないため、挿入したチューブ類が抜けないように、中心静脈カテーテルのナートをする、挿管チューブは専用固定具を使用するなど工夫をし、移動中の事故抜去がないよう細心の注意を払う。

搬送中は経時的なバイタルサインのチェックを行うが、モニター類の電極も外れやすい状況のため、モニターだけにとらわれず、並行して頸動脈の触知を確認する必要がある。患者は重症熱傷であっても、意識は清明であることが多く、突然のボディイメージの変化と疼痛などにより精神的にも危機的状況である。そこで、処置に関

してはしっかりとした説明を行い，患者の訴えを傾聴すること，ならびに侵襲的な処置の際には医師の指示を仰ぎ，鎮静・鎮痛薬を使うことも考慮すべきである。

搬送先は熱傷の集中治療管理ができる高度救命救急センターを選定するが，患者の居住地域と離れている可能性もあり，家族へ搬送先選定の理由を説明し，同乗の判断は施設の基準に合わせて行う。

5．看 護

1）看護目標
①気道が確保され，酸素投与により呼吸状態が安定する。
②輸液投与により，循環動態が安定する。
②疼痛，恐怖，不安などからの苦痛緩和。
③熱傷範囲の評価により適した医療機関へ安全に搬送される。

2）看護介入
<O-P>
①気道開通の確認：発声状況，嗄声の有無
②呼吸状態の観察：呼吸数，呼吸リズム，呼吸音，SpO_2，呼吸パターン
③循環動態の観察：血圧，心拍数，心電図波形，頸動脈の触知，脈拍触知の程度
④意識・神経学的所見の観察：GCS，JCSスケール，瞳孔所見（瞳孔の大きさ，瞳孔不同，対光反射の有無）
⑤体温（熱傷部位は避ける，鼓膜温）
⑥熱傷範囲，熱傷深度の観察，口腔内・鼻腔内のススの有無，鼻毛・眉毛・睫毛の焦げの有無，口腔粘膜の浮腫，びらん
⑦疼痛の有無と部位の観察
⑧既往歴の聴取
⑨現病歴の聴取：受傷時間，受傷機転，最終飲食
<T-P>
①気道確保の準備と介助：用手的気道確保，気管挿管，輪状甲状靱帯切開
②口腔・気管吸引
③酸素投与：高濃度酸素の投与，BVMまたはジャクソンリース回路の準備
④継続的なモニタリングと頸動脈触知
⑤静脈路確保の準備と実施，中心静脈路挿入準備と介助，確実な固定
⑥輸液投与，投与量の管理
⑦苦痛の緩和：医師の指示の下，鎮痛薬・鎮静薬の投与
⑧嘔吐時の対応：体位の調整，口腔吸引の準備
⑨保温，アルミシートの使用，ヘリ機内温度の設定
⑩患者への説明：搬送の説明，医師からの病状説明内容の確認と補足
⑪家族の有無や連絡先の確認
⑫私物の管理

6．搬送中のポイント

低体温の予防のため，ヘリ機内の温度を上げ，毛布やアルミシートで全身を覆い，十分な保温に努める。挿入した静脈路，挿管チューブの確認を行い，移動時にはしっかり把持して事故抜去が起こらないように管理する。

熱傷は，火炎，液体，化学薬品，爆発，電撃などがあるため，受傷機転を把握し，安全に搬送するための手段をクルーと検討する。

文 献
1）田中裕編著：熱傷治療マニュアル改訂2版．中外医学社，2013，pp84-93．
2）山勢博彰編著：救急看護の知識と実際．メディカ出版，2009，pp228-249．
3）日本熱傷学会学術委員会編：熱傷診療ガイドライン（改訂第2版）気道熱傷．2015，pp19-21．
4）日本熱傷学会学術委員会編：熱傷用語集2015改訂版．2015，pp51-62．

（上川　智彦）

6 溺水

1．事例

20歳女性。水深約1mの海水浴場で，うつ伏せの状態で浮いているところを発見され，救急要請された。消防本部よりホットラインでドクターヘリ要請が入った。現場へ向かいながら，消防無線で現場の救急隊と連絡を試みるが，連絡がとれずに現場の詳細情報は不明であった。

ドクターヘリは，現場直近である海水浴場沖合の防波堤に安全確保後に着陸した（図2-Ⅲ-2）。着陸地点より消防車両を使用して現場へ行き，患者と接触した。

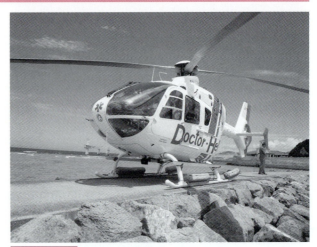

図2-Ⅲ-2 現場直近の防波堤に着陸

2．観察

A：救急隊によるBVM補助換気で胸郭の上りを確認
B：呼吸数10回/分（BVM補助換気中）。自発呼吸ははっきりとは確認できず，酸素10L/分投与下でSpO$_2$ 94％
C：橈骨動脈触知可能，末梢冷感あり，脈拍数137回/分（整），血圧152/79mmHg
D：意識レベル：GCS E1V1M2，瞳孔径：右6.0mm/左6.0mm，対光反射あり
E：全身濡れていたが，タオルで拭き取られ，アルミシートで保温中，体温35.8℃（鼓膜温）
その他の情報：救急隊が現場到着時，患者はライフセーバーにより海から引き上げられていた。

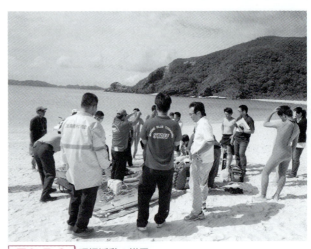

図2-Ⅲ-3 現場活動の様子

3．処置・治療・活動内容

現場には除細動器付携帯モニター，携帯吸引器も携行した。救急隊や関係者より情報収集を行いながら，末梢静脈路を確保し，外液輸液を開始した。鎮痛・鎮静薬を投与後に，医師により気管挿管が施行され，ヘリ機内へ搬入した。搬送中は，ジャクソンリース回路による用手換気を継続し，循環動態の変動や意識レベルの変化を観察しながら救命救急センターへ搬送した。

現場では砂浜での活動となり，砂などが資器材へ混入するのを最小限にするため，資器材管理にも普段以上に注意を要した。砂浜に資器材を直接置かないように，ブルーシート上で資器材ごとに大きな透明ビニール袋に入れ活動した（図2-Ⅲ-3）。

4．アセスメント

溺水事例の場合は，外傷の存在と内因性疾患が発生した可能性を念頭に置きながら活動する必要がある。患者には意識障害が認められ，自発呼吸は消失または微弱な状態であり，気道緊急が考えられ緊急度・重症度が高いと評価した。

溺水の病態の本質は低酸素血症である。溺水により肺胞内に液体が流入すると肺胞内のサーファクタント機能が障害され，無気肺による肺高血圧および肺内シャントを生じて低酸素血症が進行する。また，肺胞の血管透過性が亢進して非心源性肺水腫を生じることもある。救出前の水没時間（酸素欠乏時間）と低酸素血症の程度が患者の予後を決定するため，いずれにせよ早期に低酸素血症を改善することが重要である。接触時のバイタルサインでは，頻脈と血圧上昇が認められており，低酸素血症を代償している状態のため早急な気道確保と呼吸管理（陽圧換気含む）により，ショックや心停止への移行を阻止しなければならない。

意識障害だけでなく，瞳孔散大の所見も認められてい

たため，脳低酸素状態が考えられた。加えて意識障害の原因が低酸素血症によるものか，溺水に至った原因が内因性疾患なのか，外傷か，飲酒や薬の影響か，など不明な点もあり，患者の既往や溺水に至った経緯などの情報を収集していく必要がある。

さらに，温水ではなく海水による溺水であり，偶発性低体温症に陥ることも予測される。低体温により心筋抑制が起きれば，さらなる循環変動から心停止への移行のリスクも高くなるため，保温による体温管理も重要である。

5．看護

1）看護目標
①確実な気道確保・呼吸管理により酸素化が維持できる。
②ショックへの移行がなく意識障害が改善する。

2）看護介入

<O-P>
①呼吸状態の継続観察：自発呼吸の有無，呼吸回数，呼吸パターン，呼吸音（クラックル音の有無），陥没呼吸，チアノーゼ，SpO_2，$ETCO_2$
②循環状態の観察：脈拍数，血圧，末梢冷感，橈骨動脈触知，顔色
③意識レベル・神経学的所見の観察：GCS，JCS，瞳孔（瞳孔径，対光反射の有無）
④モニターの継続観察（不整脈，頻脈，徐脈，血圧）
⑤吸引物の性状の観察（泡沫状，血性の有無）
⑥低体温の有無
⑦全身観察：外傷の有無
⑧発症の経緯について関係者から聴取（溺水の時間等）

<T-P>
①気道確保：気管挿管の準備・介助
②呼吸管理：補助換気・酸素投与の継続（医師に指示により人工呼吸器装着）
③末梢静脈路確保と輸液・薬剤（鎮痛・鎮静薬）の準備と投与
④気管内・口腔内吸引
⑤移動中や搬送中の継続的なモニタリング
⑥嘔吐や気管からの海水噴出に備えた感染予防策の実施
⑦保温：ヘリ機内の室温調整
⑧プライバシー保護
⑨家族の有無や連絡先の確認
⑩私物の管理

6．搬送中のポイント

溺水に対する治療で最も重要なことは低酸素血症の改善である。そのため確実な気道確保と呼吸管理が必要であるが，ドクターヘリによる病院前救護では血液ガス測定による酸素化の指標や，X線による確認ができない。そのため，フライトナースは波形表示型$ETCO_2$モニターによる気管挿管の挿入後確認や，バイタルサイン，呼吸様式などの理学所見で呼吸状態を観察し，低酸素血症の遷延を回避する。

（比嘉　祥之）

第 2 章　現場での患者の観察とアセスメント

Ⅳ 小児患者への対応

1 小児事例における特徴

　小児は 0 〜 15 歳と成長段階に大きな幅があり，同じ薬剤や資器材において，量やサイズが異なる。そのため，小児専用のドクターバッグを携帯し，体重別資器材，薬剤早見表を入れておくとよい（**図 2-Ⅳ-1**）。また，資器材は複数のサイズが必要となるため，成人のドクターバッグに比べかさばり，救急現場で煩雑化しやすい。できるだけコンパクトな整理やどこに何が入っているかわかりやすくしておく必要がある。当院では，バッグの点検を週 2 回必ず行い，バッグのポケットやポーチにナンバリングし，何番に何が入っているか理解しやすいように工夫している（**図 2-Ⅳ-2**）。

（村松　武明）

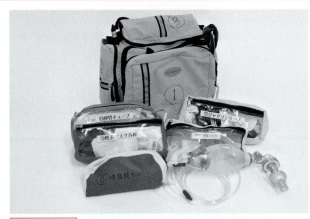

図 2-Ⅳ-2　当院で使用している小児専用バッグ

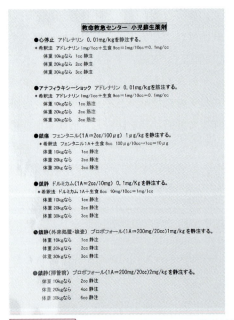
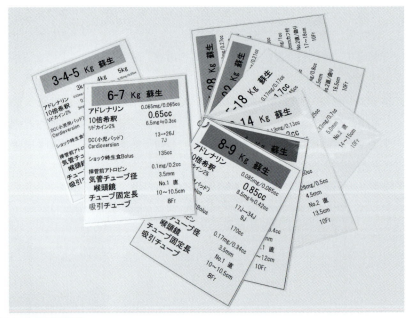

図 2-Ⅳ-1　当院で作成し使用している体重別薬剤・資器材早見表

2 小児の内因性疾患

1．事 例

3ヵ月の児，体重3,570g。午前10時50分ごろよりぐったりして，呼吸が苦しそうであると母親より119番通報があった。消防指令室は既往に心疾患があるという情報をキーワードに，ドクターヘリを要請した。

2．観 察

小児の第一印象としては，外観（Appearance），呼吸状態（Work of Breathing），皮膚への循環（Circulation to skin）の3要素のPediatric Assessment Triangle（PAT）が重要である。

外観ではTone（筋緊張），Interactiveness（周囲への反応），Consolability（精神的安定），Look/Gaze（視線/注視），Speech/Cry（会話/啼泣）（表2-Ⅳ-1），呼吸状態では異常気道音の聴取・異常姿勢の観察・努力性呼吸の把握，皮膚への循環では蒼白・まだら斑状皮膚・四肢冷感がある。

また，PATから表2-Ⅳ-2のように病態が予測できる。

PAT：
　外観：3ヵ月にしては細く小さい，啼泣なし，ぐったりしている
　呼吸状態：啼泣なく努力呼吸が著明で陥没呼吸あり
　皮膚への循環：体表には網状チアノーゼが著明
A：気道開通，明らかな異常気道音なし
B：呼吸数60回/分，SpO_2は測定できず（救急隊により酸素10L/分補助換気中）
C：大腿動脈の触知弱い，脈拍数170回/分
D：意識レベル：GCS E1V1M4（Mはわずかに反応する程度），脱力あり
E：全身の冷感著明

その他の情報：既往歴にファロー四徴症，アレルギー不明，鉄剤内服中，午前9時に母乳

3．処置・治療・活動内容

呼吸・循環不全状態より，気管挿管および人工換気，静脈による輸液路確保が困難なため骨髄針にて確保した。フライトドクターとフライトナースは，患児の救命処置に集中する必要があり，救急隊には，収容先病院（かかりつけ）の受け入れ確認と，母親以外の家族連絡や連絡先の確認を依頼し，役割分担をした。

搬送中，医師から母親へ病状と必要な医療行為などの説明を行い，フライトナースは母親への精神的支援に努めた。病院に到着するころには，体動の出現や体表の網状チアノーゼは軽減し，SpO_2 99％，正中動脈で触知できるようになるまで改善した。

母親は，表情が固く，受け答えに時間を要し，動揺していた。また，「もっと早く呼んでいれば」と，患児の急速な悪化に対して自責感を生じていた。

4．アセスメント

要請内容から，乳児における呼吸・循環不全の対応が必要と考えられた。ドクターヘリ要請時，体重が3,570gという情報からヘリ機内で保温輸液と気管チューブの選定，薬剤投与の準備，静脈路確保困難な場合を想定し，通常の静脈路確保に加え骨髄針の準備をしておく必要がある。

接触時は，母親の付き添いがあり，体重が3,570gであること，ファロー四徴症が既往にある患児であることを再度確認した。PATでは，脱力が強く痛みにわずか

表2-Ⅳ-1　外観における観察ポイント（TICLS）

T＝Tone（筋緊張）：ずっと寝ている・動かない・診察に抵抗しない，四肢・頸部を保持できない，座位がとれない
I＝Interactiveness（周囲への反応）：物音に注意をはらわない，診察器具に興味を示さない
C＝Consolability（精神的安定）：親があやしても落ち着かない，やさしくしても啼泣する，落ち着かない
L＝Look/Gaze（視線/注視）：視線が合わない，ぼんやりしている
S＝Speech/cry（会話/啼泣）：弱々しい泣き方，かすれた声，自発的会話が不可能

表2-Ⅳ-2　PATから予測される病態

	1	2	3	4	5	6
A：外観	×	○	×	○	×	×
B：呼吸	○	×	×	○	○	×
C：循環	○	○	○	×	×	×
予測される病態	全身性疾患脳障害	呼吸障害	呼吸不全	代償性ショック	非代償性ショック	心肺不全

に反応する程度，頻呼吸および陥没呼吸，網状チアノーゼや全身冷感などから明らかな呼吸・循環不全状態であり，気管挿管による呼吸管理が必要であると判断した。気管チューブにはカフがなく補助換気による消化管側への空気流入が予測されること，乳児期の特徴は胃の容量が小さく，縦型で円柱に近い形，食道と胃の噴門部の機能が未熟で弱いなどであるため，嘔吐の誘発や肺拡張を阻害する可能性もあり，胃管挿入による脱気が必要と考え実施した。

末梢冷感の著しい3ヵ月の乳児であり血管確保が困難であったため，骨髄針による輸液路確保を行った。

患児の急速な症状の悪化を目の当たりにした母親は自責感を生じ，精神的にも動揺するため，母親の発言には傾聴し，支持的な声かけや児の手を握ってもらうなど，見守る姿勢の精神的支援が重要であると考える。

5．看　護

1）看護目標
①呼吸循環が安定し，呼吸・循環不全が改善する。
②母親の精神的苦痛が軽減する。

2）看護介入

＜O-P＞

①気道開通の確認：発声状況，異常呼吸音
　※吸気性喘鳴は上気道，呼気性喘鳴は下気道の狭窄により生ずる高調な音である。重度では聴診器を使用しなくても聴取でき，進行すると呼吸ができなくなり喘鳴が消失することもある（サイレンチェスト）。

②呼吸状態の観察：呼吸数，呼吸努力（陥没呼吸・首振り呼吸・シーソー呼吸・呼気/吸気の時間比），呻吟・喘鳴（吸気性喘鳴，呼気性喘鳴），SpO₂，呼吸パターン
　※小児は胸郭が柔らかいため換気不良であると陥没呼吸をきたしやすい。陥没部位により換気不全の重症度も変わってくる。特に鎖骨上窩，胸骨上部，胸骨の陥没は重度である。また，鼻翼呼吸も重度の徴候でもある。呼気/吸気の時間比が2倍以上では重度と判断する。

③循環動態の観察：血圧，心拍数，脈の緊張の程度，心電図波形，顔色・皮膚の湿潤・冷汗・末梢皮膚温の状態，CRT，チアノーゼ
　※小児の循環不全サインでは，早期より網状チアノーゼや四肢の冷感などが現れやすい。脈の触れは乳児では上腕動脈や大腿動脈がわかりやすい。CRTは4秒以上かかる場合，重度の循環不全と判断する。環境温にも左右されやすい。

④意識・神経学的所見の観察：GCS，瞳孔（瞳孔の大きさ，瞳孔不同，対光反射の有無），四肢の動き（表2-Ⅳ-3）。AVPU評価は，覚醒度を把握するうえで有用である（表2-Ⅳ-4）。

⑤全身観察：脱衣して全身を観察，問診と一致しない外傷の有無，点状出血，紫斑，腹部膨満・筋性防御，体温，発疹，耳下腺の腫れ

⑥母親の表情，発言，行動などの観察

⑦既往歴の聴取，アレルギーの有無

⑧現病歴の聴取：発症時間，発症の経過，食事（最終ミルクの時間）

⑨その他：尿・便の排泄状況，体重，出生時の異常

＜T-P＞

①気道確保の準備：用手的気道確保，気管挿管の準備と介助，口腔内，気管内吸引の準備
　※事前情報を踏まえ，体重や体格から早見表を使用し喉頭鏡ブレード，気管チューブのサイズを選定する。

②気管挿管チューブの固定と管理：ズレや抜けはないか，特に搬送や移動時には，気管チューブを用手固定し事故抜去に注意する。

③補助換気と酸素投与の継続

④継続的なモニタリング

⑤静脈路確保と輸液の準備・投与：末梢静脈路確保が困難な場合は時間の浪費は避け，骨髄路の確保を行う。
　※骨髄針（16Gか18G）の準備と介助および固定：アプローチは脛骨近位端が一般的で最も容易である。固定は関節をまたがないようにし，刺入部はガーゼなどで保護する。骨髄針固定はズレや抜けはないか，漏れはないかを常に確認し管理する。

⑥輸液の管理：医師の指示の下，輸液速度を決定し，輸液ポンプを用いて管理する。

⑦医師の指示の下，アドレナリンの準備と投与
　※アドレナリンは体重から早見表に従って薬剤を希釈し，投与量を医師とともに確認する。

⑧嘔吐時の対応：口腔吸引の準備

⑨胃管の準備と介助および固定：体重や体格から早見表を使用しサイズを選定，胃管によるドレナージ，適宜シリンジによる吸引

⑩体温測定と保温：救急車内とヘリ機内を温める，温めた毛布で包む

表2-Ⅳ-3 Pediatric Glasgow Coma Scale（改訂第4版 外傷初期診療ガイドラインJATECより引用）

	開眼（E）		
スコア	乳児	幼児～学童	成人
4		自発的に	
3		呼びかけにより	
2		痛み刺激により	
1		開眼しない	
	最良の言語音声反応（V）		
5	笑い，喃語	年齢相応な単語，会話	見当識あり
4	持続的な啼泣，叫び声	混乱した単語，会話	会話の混乱
3	痛み刺激で啼泣	不適当な言葉	
2	痛み刺激でうめき声	うめき声	意味不明の発声
1		発声なし	
	最良の運動反応（M）		
6	自発的に目的もって動く	指示に従う	
5	接触（触れる/つかむ）から逃避する	刺激部位に手足をもっていく	
4		四肢を逃避する	
3		異常屈曲	
2		異常伸展	
1		体動なし	

表2-Ⅳ-4 AVPU小児反応スケール

A：Alert（意識清明）：目覚めており，活動的で周囲の刺激に対し適切に反応する
V：Voice（声に反応）：名前を呼んだり，大声で声をかけたときにだけ反応する
P：Painful（痛みに反応）：爪床をつねるなどの痛みにだけ反応する
U：Unresponse（無反応）：どんな刺激にも反応しない

⑪母親への支援：病状の変化はタイムリーに伝える，発言を傾聴する，支持的な声かけを心がける，タッチングを促す。

⑫集中管理が可能な施設の選定と搬送

6．搬送中のポイント

もともと心疾患のある重度の呼吸・循環不全であり，いつ心肺停止になってもおかしく状態である。そのため生体モニターだけでなく，大腿動脈の触知を常時確認するなどフィジカルの観察を重視して，すぐに蘇生できる体制とする。

搬送中は，飛行にともなう揺れから薬剤組成などが困難である。特に小児では，投与量の微調整が必要であり，より困難となる。そのため，出発前までには，必要となる薬剤については，あらかじめ作成しておく必要がある。実施した救命処置に関しては，揺れにより気管チューブや骨髄針の固定がずれたり抜けるなど不安定になりやすく，テープなどの固定具による固定だけでなく，用手により固定するなど確実性が必要となる。気管チューブは，胸郭の挙上や左右差など換気が正常に行われているか観察し，骨髄針は輸液が滴下しているか，刺入部からの漏れがないかなど流通性を観察する。

また，患児の親は自責の念を抱くことも多い。患児に加え，親のケアも重要となる。可能な限りフライトナースによるケアをしていくが，救急隊とも協力しながら患児・家族のケアを継続的に行えるように調整していくことが重要である。

（村松　武明）

3 小児の外傷

1．事 例
3歳男児。歩行中20～30km/hで走行していた自動車にはねられた。フロントガラスは蜘蛛の巣状に割れていた。意識レベルJCS I 桁，高エネルギー外傷により指令室からドクターヘリ要請された。

2．観 察
PAT
 外観：啼泣なし，不明瞭な発語あり，落ち着きのなさあり，前額部の挫創，腫脹あり，活動性出血なし
 呼吸状態：浅くて速い
 皮膚への循環：顔面蒼白，皮膚冷感あり，湿潤なし
 A：発声あり，明らかな気道異常音なし
 B：呼吸数35回/分，SpO$_2$ 100%（救急隊により酸素10L/分リザーバー付マスク投与）
 C：脈拍数133回/分，血圧92/52mmHg，大腿動脈緊張あり，CRT 2秒以内
 D：意識レベル：GCS E3V3M5，瞳孔所見は体動・首振りにて確認できず
 E：体動あり測定不可
 その他の情報：アレルギーなし，既往歴なし，出生時の異常なし，最終食事は昼12時，嘔吐2回あり，体重14kg

3．処置・治療・活動内容
歩行者と自動車の高エネルギー外傷であった。JCS II 桁の情報があり，重症外傷を念頭にフライトドクターと治療の打ち合わせを行い，気道確保など必要資器材を準備した。要請時は男児であることだけの情報であったため，小児の場合は年齢，体重も幅広く個人差が大きいことを念頭に置き，自宅近くの事故であることから可能であれば年齢，体重などの追加情報を得てもらうように消防へ依頼した。

現場到着時，患児は救急隊により救急車へ収容済みであった。患者は頭部に外傷を負っており，啼泣しているが，時折泣き止み，うつろな表情であった。母親の声かけにも応じず，落ち着きがなかった。フライトナースは，22Gで輸液路を上肢に確保し輸液投与（20mL/kg）を開始した。処置の際は患児の体動が激しかったため，救急隊に安全のための抑制を依頼した。処置中に嘔吐を認め，頭部外傷による頭蓋内占拠性病変を疑い，気道確保のために気管挿管を行い，患児の自発呼吸に合わせて，ジャクソンリース回路にて呼吸の補助を行った。挿管前に医師の指示の下，鎮静薬（体重から投与量の算出）の投与を行った。FASTでは明らかな液体貯留は認めなかった。処置の合間にフライトドクターから挿管の必要性について母親へ説明がなされた。

救急隊と協力して，小児用の固定具（図2-Ⅳ-3）を使用してバックボード固定を行った。フライトナースは，短時間で現場離脱ができるよう，救命処置，患児の情報収集と小児専門病院への情報伝達を並行して行った。搬送先は緊急で開頭手術ができ，集中管理が可能な小児専門病院を選定した。

4．アセスメント
受傷機転から，フロントガラスが蜘蛛の巣状に割れており，強い衝撃が加わったことが予測される。呼吸数の増加，頻脈は持続的な啼泣の影響を受けている可能性があるが，四肢冷感なども認めるため，呼吸・循環の異常も念頭に置いて現場活動を開始する必要がある。また，患児は頭部外傷の所見，意識障害に加え，複数回の嘔吐も認めることから，頭部外傷に伴う頭蓋内圧亢進症状であることを疑い，嘔吐による誤嚥や頭蓋内圧亢進にともなう痙攣や呼吸停止に備え，気道確保をしておく必要がある。気管挿管の際は，体動活発で意思疎通もできない状況から考えると，安全かつ迅速に行うために，医師の指示による鎮静薬の投与や，救急隊に協力を得て抑制を行うなど，医療行為にともなう二次的損傷が起こらないよう注意を払う。FASTで液体貯留もなく，四肢の明らかな外傷を認めないことから，循環血液量の減少に伴うショックの可能性は低いが，正確な訴えが患児から聴取できないため，些細なバイタルサインの変化も見逃さないようモニタリングを継続する必要がある。

搬送の際は，確定診断ができていないため，小児の場合もバックボードに小児用の固定具を使用して固定する（小児専用のバックボードもある）。小児用の固定具がない場合は，小児の体格に合わせ，バックボードに毛布やタオルを使い隙間を埋めるようにして確実に固定を行う必要がある。また，頭部が体幹と比べて大きく，仰臥位にすると頸部が前屈しやすいため，背部にタオルを入れニュートラル位を保てるようにする。

搬送先は緊急手術や機能予後などを踏まえ，緊急開頭手術および集中治療管理が可能な小児専門病院への搬送

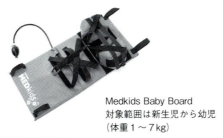

Medkids Baby Board
対象範囲は新生児から幼児
（体重1〜7kg）

Medkids Pedi Sleeve
対象範囲は乳児から学童
（体重5〜27kg）

図2-Ⅳ-3　小児搬送用固定具（FERNOホームページより抜粋）

を考慮する。乳幼児は意思決定が困難なため，家族同乗の有無や連絡についても視野に入れておかなければならず，また，専門病院への搬送は居住地域外への搬送となるため，可能であれば家族の同乗も考慮する。

母親は，突然の交通事故で重症を負ったわが子を目の当たりにしており，動揺が強く緊張状態であると考える。そのため，母親の表情や態度・言動を観察しながら，医療者がともに支援していく姿勢を伝えるなど，母親に対する精神面での支援が重要であると考えた。

5．看　護

1）看護目標
①呼吸・循環が安定し，安全と安楽が確保できる。
②疼痛が軽減し，身体的苦痛が緩和する。
③母親の精神的苦痛が軽減する。

2）看護介入

＜O-P＞
①気道開通の確認：発声状況，異常呼吸音
②呼吸状態の観察：呼吸数，呼吸努力（陥没呼吸・首振り呼吸・シーソー呼吸・呼気/吸気の時間比），呻吟・喘鳴（吸気性喘鳴，呼気性喘鳴），SpO_2，呼吸パターン，胸郭運動左右差，皮下気腫の有無
③循環動態の観察：血圧，心拍数，脈の緊張の程度，心電図波形，顔色・皮膚の湿潤・冷汗・末梢皮膚温の状態，CRT，チアノーゼ
④意識・神経学的所見の観察：GCS，瞳孔（瞳孔の大きさ，瞳孔不同，対光反射の有無），四肢の動き（表2-Ⅳ-3）。AVPU評価は，覚醒度を把握するうえで有用である（表2-Ⅳ-4）。
⑤体温，全身観察：脱衣して全身を観察，全身の外傷痕の観察。頭部外傷のため，耳孔，鼻孔からの出血の有無を確認
⑥既往歴の聴取・アレルギーの有無
⑦現病歴の聴取：発症時間，発症の経過，最終食事時間
⑧その他：体重，出生時の異常

＜T-P＞
①気道確保の準備：用手的気道確保，気管挿管の準備と介助，口腔内・気管内吸引の準備
②補助換気と酸素投与の継続
③継続的なモニタリング
④静脈路確保と輸液の準備・投与：末梢静脈路確保が困難な場合は時間の浪費は避け，骨髄路の確保を医師に依頼する。
⑤輸液の管理：医師の指示の下，輸液速度を決定し，輸液ポンプを用いて管理する。
⑥医師の指示の下，鎮静薬を投与
⑦嘔吐時の対応：口腔吸引の準備
⑧バックボードによる全脊柱固定
⑨衣服の裁断
⑩体温測定と保温：救急車内・ヘリ機内を温める，温めた毛布で包む，観察以外に不必要な露出を避ける。
⑪母親への支援：病状の変化はタイムリーに伝える，発言を傾聴する，支持的な声かけを心がける，タッチングを促す。
⑫集中管理が可能な施設の選定と搬送

6．搬送中のポイント

小児は体力的な耐容性が成人に比べると少なく，急速に変化することが特徴であり，搬送中に病状が悪化したときのことを予測しておく必要がある。しかし，ヘリ機内は狭く風の影響を受け揺れることも多いため，通常の医療活動と違い困難となりやすい。そのため病態から予測性をもったアセスメントが重要であり，必要となる薬剤や資器材は速やかに使用できるように医師と打ち合わせ，準備おくことが重要となる。

また，ヘリによる搬送では，治療上の安静確保と安全運航のため固定を考えなければならない。しかし，小児は状況理解が難しく，安静の確保に難渋することが多い。特に全脊柱固定の場合には，激しく体を動かすなど抵抗

するため,固定が緩み安静が保てないことがある。正確なモニタリングに欠けてしまうことや,気管挿管・輸液路など救命処置の固定が不安定になることも考えられる。特に離陸・着陸時には,シートベルトや機外の危険物確認など役割が重複しながらの観察となるため注意が必要となる。鎮痛・鎮静薬の使用下であれば,速やかに使用できるよう三方活栓に固定しておく。あわせて,患児が安心できるよう言葉がけやタッチングなども継続していくことが必要である。

■ 文 献

1) 日本外傷学会・日本救急医学会監修,日本外傷学会外傷研修コース開発委員会編:改訂版　外傷初期診療ガイドラインJATEC. へるす出版,2004.
2) 一般社団法人日本外傷学会・一般社団法人日本救急医学会監修,日本外傷学会外傷初期診療ガイドライン改訂第4版編委員会編:改訂第4版　外傷初期診療ガイドラインJATEC. へるす出版,2012.
3) 西山和孝:PATを用いたトリアージの有用性. https://www.igaku-shoin.co.jp/paperDetail.do?id = PA02865_02（2016-11-4アクセス）
4) 柴崎雅志・志馬信朗:小児の気管チューブ管理. 人工呼吸 2010；27（1）：50-56.
5) 橋本優子:小児救急トリアージの実際. 小児看護 2015；38（13）：1636-1644.

（村松　武明）

V 妊婦への対応

1. 事例

30歳女性，妊娠35週。8時ごろ軽い腹痛が出現していたが，安静にしていると症状に改善がみられた。その後，13時ごろより家族と外出途中に腹痛が再度出現し，トイレに行くとティッシュに少量の出血が付着していたため救急要請された。

救急隊接触時，腹痛の増強あり，腹部の張りがあった。本人は「救急車を呼んでから下着が濡れてくるくらいに出血してきたようだ」と性器出血の量の増加と腹痛の増強，腹部の張りを訴えていた。「以前も出血があり，その後流産した」「胎児の動きも確認できない」という情報から，救急隊より，妊婦の出血性ショックの疑いでドクターヘリを要請された。破水している可能性もあり，NICUの待機を依頼するとともに，院内の産科医同乗のもとドクターヘリ出動した。

2. 観察

A：会話可能のため気道開通
B：SpO_2 100％（救急隊により酸素10Lリザーバー付マスク），呼吸数36回/分
C：血圧88/56mmHg，脈拍数130回/分，出血によるショックの疑いあり
D：意識レベル清明
E：体温36.0℃，末梢冷感あり，腹部の緊張あり。出血でズボンが濡れている状態。破水なし

その他の情報：
　既往歴：なし，アレルギー：なし
　経産婦（今回の妊娠は3回目）
　　以前，流産を経験している。前回の妊婦健診では特に異常は指摘されていなかった。
　　痛みの程度は救急隊要請時と変化なし，持続した痛みが続いている。
　　胎動確認できず。最終食事は本日の8時

3. 処置・治療・活動内容

ショック状態であるため，静脈路を確保し急速輸液を開始する。20G以上の静脈路を2本以上確保する。救急車内の温度を高く保てるよう空調の設定変更を依頼し保温に努める。不正性器出血がみられるため超音波検査の準備と患者に検査内容を説明し，衣服を調整し産婦人科専門医の診察の介助を行う。腹部エコーによる胎動の確認，ドプラーによる胎児の心音の確認，診察結果について情報共有を行う。ズボン・下着については診察・分娩準備のため羞恥心・安静に配慮し除去しておく。

フライトナースは輸液開始後のバイタルサインの観察を継続し，産婦人科専門医やフライトドクターとヘリ搬送時の体位・処置の準備について確認を行う。ヘリ機内で緊急分娩に対応できるように分娩セットの準備と，パイロットに保温の必要性について伝える。また，患者に搬送中のコミュニケーション方法，腹部症状出現時の内容（痛みの有無・腹部緊張の有無など），搬送時間について説明を行う。

迅速に専門医療機関への搬送が必要となる。フライトスタッフと連携しヘリへの搬送準備と並行して，患者に輸血の必要性を説明し血液型など患者情報を搬送先病院に情報を伝え，緊急対応の準備，各専門チームの応援・人員確保について依頼を行う。

4. アセスメント

ドクターヘリ要請時の内容から，患者は妊娠35週，腹部の緊張と持続する下腹部の痛み，不正性器出血を認めていることから，妊娠後期における切迫早産，前置胎盤，常位胎盤早期剥離が考えられた。そのため，緊急分娩や止血処置・緊急止血手術の対応ができる総合周産期母子医療センターなどの施設への搬送が必要と判断した。母体搬送においては母体，胎児の専門医の診察や処置が必要となるため，院内の産科医同乗のもとドクターヘリ出動した。また，不正性器出血によるショック状態，胎動が確認できないことから分娩が進行している，もしくは胎児仮死が考えられ，緊急度・重症度が高いと判断した。

患者は流産の経験もあり胎動も確認できていないことから泣きながら不安を訴えていたため，患者の発言には傾聴し，支持的に声かけを行うとともに安全にドクターヘリ搬送が行える環境を作ることも重要である。

5. 看護

1）看護目標

①母体が不安の軽減が図れたことを言葉や体位で表現できる。
②現場からヘリ搬送，処置への協力が得られ適切な処

置が行える。

③適切な処置を行い，血行動態が安定する。

2）看護介入

<O-P>

①呼吸状態の観察：呼吸数，呼吸リズム，呼吸音，呼吸パターン，SpO_2

②循環状態の観察：脈拍数，血圧，致死的不整脈，顔色，皮膚の湿潤，冷汗，末梢冷感，橈骨動脈触知

③腹部症状の観察：腹痛の有無・腹痛の部位・腹痛の程度，痛みは持続しているか間欠的か，腹部の緊張はあるか

④不正性器出血・破水の有無，程度（量）

⑤胎動の有無

⑥胎児心音の確認

⑦体温の把握

⑧既往歴，妊娠の経過，発症の経緯の聴取

⑨母子手帳の内容の把握

<T-P>

①出動時の準備：感染防護具（手袋・ガウン・フェイスシールド付マスク），成人・小児・新生児対応のトーマスバッグ，モニター，超音波，シリンジポンプ，保温した輸液，酸素

②酸素投与の継続：リザーバー付酸素マスクによる高濃度酸素投与（酸素流量10～15L/分）

③継続的なモニタリング

④静脈路確保と輸液の準備・投与：医師の指示により急速保温輸液の投与

⑤医師の指示により薬剤（昇圧薬等）準備，投与

⑥腹部エコーの準備・介助（胎動の確認）

⑦ドプラーで胎児の心音確認

⑧体位の管理・調整：分娩が進行している場合は出産の介助が行いやすいように産婦人科医師の座席，母体の体位変更を考慮する（図2-Ⅳ-4）。

⑨機内での分娩対応の準備：産科バッグ（臍帯クリップ・手袋・ドプラー・ガーゼ・タオル）毛布・清潔なバスタオル

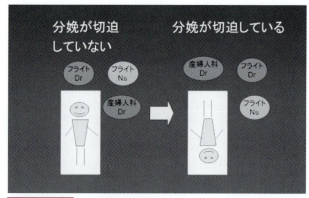

図2-Ⅳ-4 妊婦の体位管理

⑩児娩出時の対応・感染管理

⑪体温測定

⑫保温：濡れた衣類の除去，ヘリ機内の温度調節

⑬患者への説明：搬送の説明，医師からの説明内容の確認と補足

⑭家族の有無や連絡先の確認

⑮私物の管理

⑯緊急分娩・手術の可能な施設の選定と搬送準備（産婦人科医師や助産師の人員確保および手術室の準備依頼）

6．搬送中のポイント

搬送中は，患者のバイタルサイン・腹部症状の継続観察・分娩の進行状況など継続した観察が重要である。ヘリ機内は狭く対応が困難であるため，分娩時の物品準備や緊急処置時の対応について常に産婦人科専門医・フライトドクター・フライトナース間で情報交換を密に行って緊急時に備える。また，搬送中の患者の体位によっては，患者の呼吸・表情の観察が困難である。さらに，切迫した状況や，医療スタッフとの距離が離れるため，患者の不安はさらに強くなることが予想される。コミュニケーションを図り不安の軽減を図るとともに，観察には十分注意する。

（小林　育代）

Ⅵ CPA事例

1. 事例

50歳代，男性。職場で胸痛を訴え救急要請。救急隊現着時，意識清明，胸痛8/10，心電図，バイタルサインを測定しようとしたところ，心室細動が出現し救急隊によりCPR開始。

救急隊により，AEDによる除細動1回，アドレナリン1A投与し，ドクターヘリ要請となる。

2. 観察

A：気道は救急隊により用手的に開通している

B：呼吸停止（救急隊によりBVMによる補助換気中），SpO_2測定不可

C：頸動脈の触知不可，心電図モニター上VF波形が継続，救急隊により胸骨圧迫実施中，救急隊により末梢静脈路確保されすでにアドレナリンが投与されている。またAEDが装着されショックが1回実施されている。

D：意識レベル：JCS 300，瞳孔所見4.5mm（－）両側

E：体温36.0℃

その他の情報：

職場の人により妻への連絡済み

ドクターヘリ現着時，心停止から23分経過

既往歴：狭心症，高血圧，高脂血症（内服フォロー中）

生活歴：喫煙20本/日，アルコール（ビール）500ml/日

3. 処置・治療・活動内容

モニター上，VFを確認したあと救急隊との引き継ぎを行いながら救急車内で気管挿管を実施した。除細動，アドレナリン，アミオダロンの投与をアルゴリズムに則り実施した。

患者をヘリ機内へ移動する際に自動胸骨圧迫システムに切り替えた。離陸前に病院へ連絡し，急性心筋梗塞に伴う難治性VFの可能性があること，病着後すぐにPCIを実施できるように準備を進めることを依頼した。

4. アセスメント

CPAの対応では，アルゴリズムに則ったABCアプローチを進めることと，同時にCPAに至った原因を検索し，わかっていたら原因に対する対応も行っていくことが求められる。ただし，ドクターヘリの現場では原因検索をするための検査はほぼできないため，発症の経緯や既往など現場に居合わせた人や救急隊から情報を得ていくことが重要である。

CPA事例のうち，急性心筋梗塞のように早期治療開始により後遺症なく蘇生が可能となるケースは，ドクターヘリによる搬送の効果が大きい事例である。現在，door to baloon時間を90分以内にすると目標を提示しているが，実際には発症からPCI開始までの時間を短縮させることが大事である。

この事例は胸痛を主訴に発症したCPAであり，急性心筋梗塞に伴うVF（心室細動）と考えられた。除細動や抗不整脈薬を投与したが，まったく反応しない難治性のVFであり，早期にPCIによる再還流治療が必要と考え，現場から病院へ患者情報を提供する際に循環器医や血管造影室の準備をするように依頼をした。

また，後遺症なく脳蘇生を目標とするために絶え間ない胸骨圧迫をすることが必須であるが，人手が足りないため，自動胸骨圧迫システムを導入した。JRC蘇生ガイドライン2015では，引き続き胸骨圧迫の重要性が強調されている。用手的胸骨圧迫に対して機械的胸骨圧迫が有用であるというエビデンスはないが，人出不足や有効に用手的な胸骨圧迫ができないなどの場合には代替法として妥当かもしれないと述べられており，ドクターヘリのような搬送手段では機械的胸骨圧迫は必要な手段であると考える。

効果的な蘇生が行われているかどうかの判断基準としては，気管挿管されている患者においては波形表示型$ETCO_2$モニターの有用性が報告されている。値が10mmHgに満たない状況が20分以上経過すると蘇生の可能性が低いとされており，継続的に$ETCO_2$モニターを確認しながら蘇生の効果を確認することも重要である。

5. 看護

1）看護目標

①自己心拍が再開する。

②早期に再還流治療が開始できる。

2）看護介入

＜O-P＞
①気道開通の有無の観察
②呼吸の観察：胸郭の動き，SpO_2，$ETCO_2$
③循環状態の観察：頸動脈の触知，心電図モニター波形（致死的不整脈の有無，自己心拍再開の有無），顔色，皮膚色，末梢冷感
④意識・神経学的所見の観察：GCS, JCS, 瞳孔所見（瞳孔の大きさ，瞳孔不同，対光反射の有無）
⑤体温の把握
⑥既往歴の聴取
⑦現病歴の聴取

＜T-P＞
①気道確保：気管挿管の準備・介助
②呼吸管理：BVMによる用手的補助換気または人工呼吸器装着の準備と管理
③継続的なモニタリング（心電図，$ETCO_2$モニター）
④胸骨圧迫の実施：用手的または自動胸骨圧迫システムの使用
⑤末梢静脈路の確保と輸液の準備，投与
⑥医師に指示により薬剤投与の準備・介助（血管収縮薬，抗不整脈薬，昇圧薬など）
⑦除細動の準備・介助
⑧時間管理（タイムキーパー）と記録
⑨自己心拍再開後のバイタルサインの測定
⑩12誘導心電図の測定
⑪体温測定：ヘリ機内での低体温は無理に行わない
⑫救急隊から情報収集：現病歴，既往歴，内服薬，私物など
⑬家族の有無や連絡先の確認
⑭私物の管理
⑮PCI実施可能，蘇生後の集中治療管理が可能な施設の選定と速やかな搬送準備

6．搬送中のポイント

ヘリ搬送におけるCPA事例の特徴は，処置の多さと医療スタッフの数が不足している点にある。現場では救急隊との連携と，ヘリクルーの協力，フライトドクターとフライトナースの役割分担など多職種連携が重要である。また自動胸骨圧迫システムの導入や，心停止治療のアルゴリズムを共通理解することは，チーム医療の成功の鍵である。

（山崎　早苗）

特殊な搬送方法・システム

I 新生児搬送

　地域における周産期医療は，地域病院との連携や，新生児医療のシステム化など多くの課題を抱えているが，それらの課題に対してドクターヘリの活用は有用である。

　ドクターヘリにおける新生児搬送は，病院間での要請となる。対象疾患は，先天性心疾患，脳外科疾患などの新生児外科疾患，超低出生体重児，新生児仮死など特殊な疾患や緊急度，重症度の高い疾患がほとんどである。

　また，新生児は成人と異なり臓器の成熟度が未熟であるため，新生児の生理的特徴を踏まえた医学的管理の知識や技術が求められる。特に，新生児搬送は環境温度に左右されやすいため体温の維持，保温が非常に重要となる。外部環境に直接影響のあるドクターヘリ搬送では細心の注意が必要となる。

　さらに，緊急対応においては，予備力が少なく，異常や症状がバイタルサインに現れやすい。フライトナースは，フライトドクター，小児科医師と連携しチームでの対応が必要となる。

1．準　備

①小児用バッグ
②閉鎖式搬送用保育器（図3-I-1）
③患児の身体を包むラップフィルム
④新生児用SpO₂モニター
⑤心電図モニター（皮膚に貼る電極は粘着力の弱いものにする）
⑥酸素ボンベ
⑦輸液・薬品バッグ
⑧シリンジポンプ

＜点検・管理・システム＞

①保育器の日常点検についてはNICUと連携し，保育器内のライト・保育器内の温度・リネン・バッテリー作動状況・酸素ボンベ残量などの点検を定期的に行い，常に搬送に備えておく。
②施設内でパイロット・整備士・フライトドクター・フライトナース・小児科医師で保育器の搬送手順について共通認識を図る必要がある。
③新生児の緊急搬送は表3-I-1の病態や疾患の新生児が対象になり，専門的処置や知識が必要となるため，新生児専門医の同乗が望ましい。

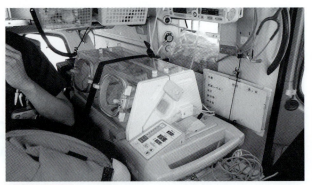

図3-I-1　ヘリ機内に搭載された保育器

表3-I-1　緊急搬送の対象となる新生児の病態および疾患

- 低出生体重児，早産児
- 黄疸
- 呼吸障害
- チアノーゼ
- 無呼吸発作
- 低血糖
- 仮死
- 嘔吐
- 腹部膨満
- 下痢
- 発熱
- 低体温，高体温
- 出血，貧血
- 痙攣
- 浮腫
- 哺乳力不良，活気不良，体重増加不良
- 外表大奇形，内臓奇形（先天性心疾患や鎖肛など）
- 早・前期破水

（藤村正哲，白石淳編：新生児緊急搬送ハンドブック，メディカ出版，2012．より引用・改変）

2．手　順

1）搬送前の準備

　ドクターヘリによる病院間搬送の要請が入れば，小児科医師から患児の情報収集を行い，搬送準備を開始し，必要な医療機材や薬品を準備して出動する。

2）搬送準備・機内搬入

①現場到着後，必要医療機材を手分けして持参し，救急車もしくは救急外来などの病院内へ向かう。救急車内もしくは病院内で要請元医療機関医師から申し送りを受け患児を診察する。
②出生直後の室温は26℃程度に調整するため，救急車内の温度も26℃程度に保つように救急隊に依頼する。
③気管挿管，胸腔ドレナージ，薬剤投与など急変を予

測した対応は，ヘリ機内搬入前に行う。安定化したことを確認してからヘリ機内に搬入する。

④小児科医師と搬送中の処置・対応内容と搬送時の体位を確認する。小児科医師とフライトスタッフは要請元医療機関の医療スタッフと協力し，保育器内へ患児の移し換えを行う。移動後は患児の状態やルート類を確認する。保育器内でタオルなどを用いて囲い込みや包み込みなどで患児のポジショニングを整える。ルート類は，搬送中の対応が確実に行えるよう整備しておく。

⑤搬送準備完了後は，保育器とバッテリーをストレッチャーのベルトで固定し，救急隊，小児科医師，フライトスタッフ間で協力して保育器をヘリ機内に積み込む。このとき，保育器の扉が小児科医師が着席する座席側になるようにしておく（**図3-Ⅰ-2**，**図3-Ⅰ-3**）。

⑥ヘリ機内に保育器を積み込む際に，救急車から機体までの地面が芝の上などで揺れが生じる場合は，ストレッチャーを保育器ごと持ち上げて移動して振動を回避する。

3）機内での管理

①機内収容後は，患児の状態やシリンジポンプ作動状況，ルート類の挿入位置，酸素流量，保育器内の温度を確認する。新生児は，深部温が36.5～37.5℃が至適温度環境と考えられている。保育器内温度は**表3-Ⅰ-2**に示す。

②ヘリ搬送中，保育器内温度，酸素・呼吸など全身管理を行う。呼吸様式，心拍数，体温，SpO_2，啼泣の減弱，チアノーゼの有無，活気の有無などの観察を継続的に行う。マスク換気の場合は，BVMもしくはジャクソンリース回路に接続し管理する。高濃度酸素を投与しない場合もあるため，酸素流量や酸素濃度には注意する。

③搬送中の緊急時の対応や処置の内容などについては，事前に詳細に確認しておく。緊急処置が必要なときは保育器の蓋を開け，処置時にやむを得ずシートベルトを外す時には機長に声をかける。

④気管挿管をしている場合は，チューブの固定具またはテープを使用し，タオルなどで頸部の屈曲や伸展による自然抜去を防止する。ヘリ機内への収容，搬出時の補助換気については，小児科医師，フライトドクター，フライトナース間で連携して行う。

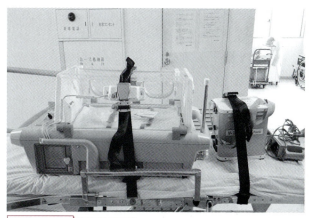

図3-Ⅰ-2　保育器の固定

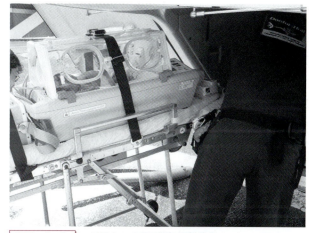

図3-Ⅰ-3　ヘリ機内への保育器の積み込み

表3-Ⅰ-2　保育器内温度

出生体重（g）　在胎週数*	器内温度（℃）	湿度（％）
1000g未満，27週	35～37	90
1000g以上1500g未満27～31週	35～36	70
1500g以上2500g未満31～36週	34～35	60
2500g以上3500g未満，36～40週	32～34	60
3500g以上，40週以上	31～33	50

*在胎週数：母胎にいた週数（出生時の週数）
（佐藤茂：保育器. neonatal care 2005；18（10）：11. より引用）

3．看護のポイント

①新生児は適切な体温を維持できないため，容易に低体温，高体温に陥る。新生児が熱を喪失する過程としては，輻射，蒸散，伝導，対流が考えられる。したがって，身体をラップフィルムで包む，冷たい金属の聴診器を当てない，冷たい手で触れない，濡れたリネンを使用しないことなどに注意する。低体温は，無呼吸発作を誘発し，低血糖やアシドーシスを助長させる。特に早産の場合は，在胎日数，日齢が早く，皮膚が薄く，皮下脂肪も少ないことから，保

① 育器での搬送が必要となる。中枢性に未熟であるため無呼吸発作や肺の未熟性で肺胞虚脱を起こしやすい。多呼吸，鼻翼呼吸，陥没呼吸，呻吟がないかなどの呼吸障害を観察する。

② 与圧されていない機体では，高度が高くなることによる気圧の低下で，腸管ガス，中耳および副鼻腔内のガスなど体内に貯留したガスが膨張する。海抜3,000mでは1.5倍に膨張する。腹部膨満が増強し，呼吸・循環に影響を与える可能性があることに注意する。

③ 成人では高度3,000m以上でPaO_2は60mmHg以下になる。高度1,200〜1,500m以上で低酸素に対する呼吸器系の生理的な反応として過換気が起こると言われており，SpO_2を継続的に観察しつつ酸素吸入を行う。

④ 暖房装置が整っていない場合，1,000フィート上昇するごとに機内の温度は2℃低下する。湿度も高度が上昇するに従って低下する。長時間の繰り返す騒音は聴覚への影響があり，振動は心拍数や呼吸数の増加，血圧の変動に影響する。超早産児は血圧の変動で静脈性に脳出血を起こすため注意する。

⑤ ストレッチャーでの移動時は，振動，衝撃に注意し，転落しないようにする。外気温に触れる時間はできるだけ短時間にする。

⑥ 新生児は免疫力が低く感染しやすいため，手指衛生を徹底する。手袋の着用によって水平感染率が低下する。患児に触れる物品は清潔にしておく。

⑦ 家族が同乗できない場合，搬送先病院までの交通手段，移動中の連絡先を必ず確認しておく。患児と母が分離した管理となるため，妊娠週数，分娩様式，羊水，出生時間，アプガースコア，蘇生術の有無，酸素・薬剤使用の有無，患児の修正週数，体重，体温などの分娩経過や出生時に関する情報の確認や，患児の臍帯の有無，母子手帳の有無について確認する。

4．まとめ

ドクターヘリでの搬送は，新生児医療が迅速かつ適切に行われるための手段として有用である。

ヘリ搬送による吸入酸素分圧の低下，大気圧の低下による空気の体積の増大，寒冷ストレス，騒音や振動など新生児への影響を理解したうえで，ヘリ搬送の有効性を最大限発揮できるように調整することが重要である。

文献

1) 看護のための最新医学講座14，新生児・小児疾患 第二版．中山書店，2005．
2) 楠田聡：NICU看護の知識と実際，メディカ出版，2010．
3) 国立成育医療センター看護基準手順委員会：小児＆周産期の疾患とケア．中山書店，2009．

（小林　育代）

II 母体搬送

妊産婦救急疾患では，産科的所見は性器出血と腹痛が最も多い。特徴的な疾患を表3-II-1に示す。これらは専門的な医療機関での対応が必要であり，母体搬送の対象となる。

妊婦の合併症では出血が最も重大である。産科出血の特徴は突発的で予測できないことである。妊娠中は循環血液量が増加しており，バイタルサインの変化が遅れて反応するため，出血量により無症状から重症ショックを呈する場合もある。母体の循環血液量低下は，母体・胎児双方にとって予後を左右する場合も多いため，患者の妊娠時期やバイタルサインをアセスメントし，ショックへの対応が重要なポイントとなる。また，分娩の進行により救急現場や搬送途上での分娩の可能性があり，フライトナースは分娩経過の観察，分娩準備，分娩介助，新生児ケアに関しても対応が求められる場合もある。そこで，産婦人科医師，フライトドクターとの連携により，安全な治療・処置・ケアの提供と適切な医療機関への搬送に努める必要がある。

搬送医療機関は，妊娠時期，妊娠経過，症状から，胎児・妊婦の救命を目的とした専門的治療が受けられる救命救急センターや総合周産期母子医療センターを選定し，ドクターヘリによる迅速な搬送が有用である。

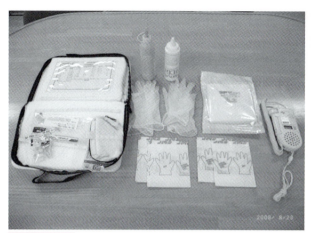

図3-II-1 産婦人科バッグの内容

1．準 備

①産婦人科バッグ（図3-II-1）
②ドプラー
③お産セット（バスタオル，滅菌ガーゼ・覆布，臍帯剪刀，臍クリップ）
④酸素ボンベ（母児に使用する可能性もあるため，成人・新生児が対応できる状態にしておく）
⑤吸引セット（吸引チューブサイズ6Fr～10Fr，週数によってサイズを選ぶ）
⑥新生児対応モニター（SpO_2が測定できるもの）
⑦シリンジポンプ
⑧毛布・バスタオル・湯たんぽ，使い捨てカイロ・サバイバルシーツ（準備できれば）
⑨吸水シーツ
⑩クーパー，コッヘル
⑪成人・小児対応トーマスバッグ
⑫輸液類，薬剤バッグ，モニター，超音波，酸素，感染防御用具（手袋・ガウン・フェイスシールド付マスク）

表3-II-1 妊産婦の救急疾患

切迫早産	子宮収縮や子宮頸管開大と展退が進行，早産になる可能性の状態
前置胎盤	妊娠および分娩時，内子宮口の全部または一部を胎盤が覆う状態
HELLP症候群	母体の溶血，肝酵素異常，血小板減少が特徴。また，上腹部痛，悪心，嘔吐をともなう。妊娠高血圧症候群との関連が深く高率にDICの発症を認める。早期診断され帝王切開を含めた急速逸娩が適応となる
前期破水	分娩開始以前に卵膜の破綻をきたしたもの。妊娠週数や子宮感染，施設や症例によって個別化した管理が必要
子癇	妊娠20週以降に初めて痙攣発作を起こし，他疾患による二次性痙攣が否定されるもの
常位胎盤早期剥離	妊娠20週以降で，正常位置にある胎盤が妊娠中あるいは分娩中に子宮から離脱する。急激にDICが進行し，時には胎児死亡に至る重篤な状態
子宮破裂	子宮体部ないしは子宮頸部の裂傷。主として分娩時に起こる
弛緩出血	分娩終了後に子宮筋の収縮状態が不良なために，胎児剥離面の血管が子宮筋の収縮により絞扼されずに起こる大出血をいう。経産婦特に頻産婦に多い
子宮頸管裂傷	子宮腟部から頸管に及ぶ大きな裂傷
子宮内反症	子宮体部が一部または全部反転する。分娩第3期から産褥初期に発生する

2．手順

1）要請時の準備

上記物品に加え，以下の準備を行う。

① フライトドクターの判断・施設基準により，産婦人科専門医師の確保を行い出動する。

② 分娩による血液や羊水が飛散することが予測されるため，患者接触前に手袋・マスク・フェイスシールド付マスク・ガウンなどの個人防護具を装着する。

③ ヘリ機内に分娩に備えた準備を行っておく。

2）診察手順

① 意識・呼吸・循環とバイタルサインの確認

② 静脈路確保と輸液投与：ショック徴候を確認しながら，医師の指示により輸液量を決定する。

③ 腹部症状の観察：腹痛の部位・程度，痛みの性質・間欠的か持続的か，腹部の緊張の有無

④ 不正性器出血：性状，量（内診時にはプライバシーの保護に十分注意する）

⑤ 妊娠経過の確認：妊娠週数，妊娠回数，胎動の有無

⑥ 分娩経過の観察：子宮収縮の強さ・陣痛間隔・破水の有無・強くいきみたい衝動あるいは便意，発露の有無

⑦ 安楽な体位の工夫：妊娠後期の特徴として，子宮の増大により仰臥位では下大静脈を圧迫し右心への静脈還流が低下する。これによる心拍出量の低下で低血圧（仰臥位低血圧症候群）が起こる。血圧低下症状があれば，左側臥位にする。

⑧ 家族付き添い者の確認

⑨ 搬送先の選定：救命救急センターの医師・看護師，産婦人科専門医と助産師などの人員の確保と輸液・緊急輸血・緊急手術の準備の依頼を要請しておく。

⑩ 搬送の準備と説明：分娩が進行している場合は，患者・家族に搬送途中での分娩の可能性について説明する。また，ヘリ搬送中に実際に分娩に至った場合は，ヘリ機内での分娩・蘇生処置の困難さゆえ，迅速な対応ができなくなることについて説明しておく。

3）搬送中のケア

① 分娩が進行しており搬送中の児娩出の可能性がある場合は，ヘリ機内での出産に備え，産婦の足側がヘリの進行方向を向くようにして搬入し，産婦人科医師が足元に座り，座席の位置を調整する（図3-Ⅱ-2）。

② モニタリングを継続し，意識・呼吸・循環の異常に注意する。

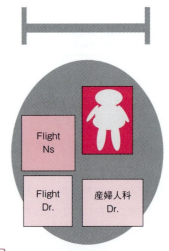

図3-Ⅱ-2　ヘリ機内での座席位置

③ 分娩経過が進んでいるか否かを確認する。

④ コミュニケーション方法の説明と症状出現時の訴えの方法について確認する。

⑤ 保温とプライバシーの保護に努める。

4）分娩に備えた準備と介助

① ヘリ機内ストレッチャーに吸水シート，児を清拭するためのバスタオルと保温を行うためのバスタオル，サバイバルシートなどを配置する。

② ヒーターでヘリ機内の室温を十分に上げておく（28〜30℃）。

③ 分娩の経過を記録する。

④ ヘリ機内で処置時にやむを得ずシートベルトを外す場合は，機長へ伝える。

⑤ 児が娩出後，アプガースコアを直後，1分後，5分後で判定する（表3-Ⅱ-2）。

⑥ 臍帯は長めに（15cm以上）残してコッヘルで2か所止めクーパーで切断し，児を切り離す。確実に切り離されているか，コッヘルが閉じているか確認する。

⑦ 児は，ガーゼで顔面と口腔内の水分を拭き取り，必要時に口腔内吸引を行う。児の体表面の羊水をタオルで優しく拭き取る。体表面の水分を拭き取り，1枚目のタオルを捨てて，サバイバルシートと，バスタオルで児の体を十分に包み込み保温する。

⑧ その他の注意点：機内が狭いため，産科側の分娩セットと新生児のセットが混乱しないように配置する。また，破水時は羊水が大量に飛び散るので，各種物品の汚染に気をつける。

表3-Ⅱ-2　アプガースコア

点数	0	1	2
心拍数	なし	緩徐（100/分未満）	正常（100分/以上）
呼吸力	なし	弱々しい泣き声	強く泣く
筋緊張	だらりとしている	いくらか四肢を曲げる	四肢を活発に動かす
反射性	なし	顔をしかめる	泣く
皮膚色	全身蒼白，暗紫色	躯幹淡紅色，四肢チアノーゼ	全身淡紅色

8点以上：正常，4～7点：軽度新生児仮死，3点以下：重度新生児仮死

（馬場一憲　編著：目でみる妊娠と出産（Visual series）．文光堂，2015．より引用）

3．看護のポイント

　ドクターヘリにおける母体搬送は，母，児の双方が対象となる。妊婦の妊娠の時期による身体的な特徴や起こり得る疾患の特徴を把握しておく必要があり，主に出血，ショック，播種性血管内凝固症候群（DIC）の管理に留意する。母体がショック状態となった場合，胎児も虚血状態となるため，母体の危機は胎児にも重大な影響を与えることを常に意識し，全身状態のアセスメントと継続したモニタリングを行い，異常の早期発見に努める必要がある。分娩の進行により，救急現場や搬送中での分娩への対応が求められる。そこで，フライトナースはフライトドクター・産婦人科専門医との連携はもとより，分娩に係る知識の習得のため，助産師からレクチャーなどを受けておく必要がある。

　妊娠・出産に伴う合併症は女性特有であるが，救急現場に携わる職種は男性のみで構成される場合もあり，救急車内での処置や，分娩の介助には十分なプライバシーの保護に努め，羞恥心などへの配慮が求められる。また，正常な妊娠が継続できないことによる胎児に対する不安や自責の念を抱きやすいため，行われている処置内容の説明や不安な言動の傾聴に努め，精神的なケアを行うことも，フライトナースの重要な役割である。

文献

1）別冊ERマガジン9．2012，pp529-535．
2）EMERGENCYCARE．vol21，2008．
3）クリティカルケアマニュアル集中治療指針．秀潤社，1995．
4）産科危機的出血への対応ガイドライン．日本産婦人科学会，2010．
5）看護のための最新医学講座15　産科疾患　第二版．中山書店，2005．
6）国立成育医療センター看護基準手順委員会：小児＆周産期の疾患とケア．中山書店，2009．

（小林　育代）

III 生命維持装置を装着中の患者搬送

1 PCPS, IABP

　補助循環は生命維持管理装置であると同時に，さまざまなトラブルが発生するリスクがある。補助循環の目的や効果，観察ポイント，アラームへの対応を理解することは，リスクを回避し安全に患者搬送を行ううえで重要である。

　生命維持管理装置を装着している重症患者の病院間搬送は，医療機器の付け替えによるリスクを考慮したうえで搬送手段を検討する必要がある。そのため，患者・家族へ搬送中の急変のリスクや医療機器トラブルの可能性があることを，搬送前にインフォームドコンセントし了承を得ることは重要である。また，機体によっては生命維持管理装置を搭載するスペースの確保が困難な場合もあるため，事前に搭載する医療機器の寸法，重量，搭載位置，医療機器の使用電流量，電磁干渉の有無を確認しておく必要がある。

　ドクターヘリに生命維持管理装置の搭載が困難な場合には，状況によって消防防災ヘリでの搬送を検討する場合がある。また，ヘリ機内への医療スタッフの搭乗に余裕があれば臨床工学技士の搭乗を検討する必要があるが，ドクターヘリ搭乗前の安全講習を受講しておくことが前提となる。

1．経皮的心肺補助装置（PCPS）

1）要請時の準備

①患者情報を得る（施設間搬送に準ずる）。
②受け入れ病棟もしくは受け入れ施設を確認する。
③ドクターヘリでの搬送が可能であるかフライトドクターが判断する。

　ドクターヘリでの搬送が可能であると判断した場合，要請元の医師により家族へ搬送中のリスクをインフォームドコンセントし同意を得る。状況によってはフライトドクターが要請元で患者の状態を確認し，インフォームドコンセントを行う場合もある。

④ドクターヘリに生命維持管理装置の搭載が可能であるか判断する。

　寸法，重量を要請元に確認し整備士へ搭載可能であるか確認をする。搭載が可能であれば，スペースの確保が必要となる（もともとヘリ機内に搭載している物品の整理や積み下ろしも必要となる場合もある）。

⑤現在使用されている生命維持装置のメーカー，回路の規格の確認

　医療機器は施設によって使用メーカーが異なる場合がある。PCPSの回路が搬送先のPCPS駆動装置への装着が可能であるかを搬送前に確認する。

⑥投与されている薬剤と使用されている医療機器等の台数の確認

　医療機器，生命維持装置は，付け替えのリスクを考慮しなければならない。医療機器等の借用が可能な場合は互換性のある機器であるか事前に確認し，借用後の医療機器の返却手段も考慮しておく。借用が不可能な場合は，特殊薬剤の投与の内容に応じて事前に医療機器の台数を準備しておく。輸液ポンプは搬送時の揺れなどにより気泡アラームが鳴ることが多いため，精密微量投与ができる輸液セットを準備しておく。

　使用する医療機器の台数によっては設置場所を確保しなければならず，緊急時に薬剤投与を安全に行うためにも医療機器，ラインの整理を行う必要がある。そのためシリンジポンプなど3～4台収納が可能なダンボール箱等を準備するなど施設での工夫が必要である。

⑦緊急時の対応の準備

　突然のポンプの停止に対応するため，搬送中は緊急時に備えてハンドクランク（手回しハンドル）を手に届く身近な場所に準備しておくことが望ましい。ただしメーカーによって装着方法や手動させる回転方法が異なるため，緊急時の対応については事前に技術や知識を取得しておく必要がある。

2）搬送決定後の手順

①ドクターヘリ搬送が決定されたら，運航管理により天候の確認を行い出動の有無を判断する。整備士はPCPS搭載場所の確保，フライトドクター，フライトナースは患者情報から搬送に必要な医療資器材を準備する。

②患者の引き継ぎ場所の決定

生命維持装置を装着中の患者は，重症度が高く薬剤や医療機器を多く使用している。そのため，ストレッチャーへの乗せ換えのリスクを最小限にするために，可能であればドクターヘリスタッフが要請元医療機関のICUや処置室で引き継ぎを行い，投与薬剤や点滴ライン等の整理を行うことが望ましい。

③患者家族の同乗は，見慣れない医療機器とドクターヘリ搬送という特殊な環境に圧倒されストレスフルになる可能性がある。そのため患者搬送時の説明を十分行い，医療者は治療に専念できる環境を整え，安全に患者搬送を行うためにも，原則として家族等の同乗は行わないことが望ましい。また，可能であれば臨床工学技士の搭乗を検討する。

3）ドクターヘリ出動中の要請時の対応

生命維持装置を装着している患者のドクターヘリ搬送は，その準備に予想以上の時間がかかる場合がある。そのため，ドクターヘリが出動中の要請に対応できるように隣県のヘリ，消防防災ヘリの使用など，事前に搬送手段を検討しておく。

4）看護のポイント

①患者を移送する時にはカテーテルが抜去されないようにチューブ管理を行う。臨床工学技士など多職種が関わることもあるため，それぞれに任せるのではなくお互い声をかけ合いトラブルの防止に努める。

②患者をヘリ機内に収容したら，電源の確認，酸素と圧縮空気のパイピングの確認，PCPS駆動状況，遠心ポンプの回転数・流量，人工肺の酸素流量・色調，遠心ポンプの異常音の有無を確認する。

③周囲のセッティングおよび医療機器が搬送中に動かないように固定が確実にされているかを整備士と協働して確認する。PCPSはバッテリーを内蔵しているが生命維持管理装置であることを常に意識し，電源や容量の確認をする。

④循環血液量が減少すると脱血不良となり脱血側回路に陰圧が大きくかかるため回路の振動，ポンプ回転部の異常音，補助流量の変動，低下がないか確認する。同時に血圧，心拍数のモニタリングとアセスメントを行う。

⑤出血に関しては，PCPS挿入部だけではなく気管，口腔，鼻腔，ルート刺入部位，ドレーンなどからの出血がないか継続的に観察を行う。またバイタルサインや生体情報モニターの監視，末梢循環状態（足背動脈触知の有無，皮膚色，冷感，左右差の有無）など患者搬送前から継続的に観察を行い，患者の症状や状態の変化を見逃さない。

⑥患者の重症度に比例して医療機器が増加するため，ヘリ機内の電源の容量や設置場所など環境を整える。緊急時に薬剤投与ができるようライン管理を行う。

⑦搬送中にヘリの騒音などで突然起き上がる，激しい体動が起こるなど危険行動が予測される。そのため，事前に家族へ承諾を得たうえで身体拘束や必要時は鎮静薬を使用するなど，安全に医療機関へ搬送できるよう安静の保持に努める。

2．大動脈内バルーンパンピング（IABP）

準備，手順，看護はPCPSに準じて行う。

IABP挿入中は，設定された駆動頻度でパンピングされているか，心電図と動脈圧波形，バルーン内圧波形を観察し，駆動のタイミングが適切かを観察する。搬送時においてはIABP挿入側の下肢が屈曲していないか，挿入部の出血，血腫，接続部の緩みなどについて確認する。

3．おわりに

生命維持装置を装着中の患者のドクターヘリ搬送は，特殊な環境下でさまざまなトラブルが発生するリスクが高い。患者，医療機器管理，補助循環装置の管理など，重症患者の搬送時にはICUで行われるような高度な呼吸・循環管理が，ドクターヘリ機内で管理・継続されることが必要となる。

（藤尾　政子）

2　人工呼吸器

　ドクターヘリが出動する現場において人工呼吸器を装着する患者は，現場で緊急気管挿管を実施した患者や気管切開をしている患者である．ヘリ機内で人工呼吸器を装着することにより，狭い空間でも患者の呼吸状態に応じて安全で確実な人工呼吸管理と治療の継続が可能となる．

1．準　備

①人工呼吸器，呼吸器回路，テスト肺
②エアフィルタ
③BVM，ジャクソンリース回路
④吸引機，吸引チューブ
⑤聴診器

＜点検・管理＞

①定期点検は臨床工学技士が行い，日々の作動点検はナースが行う．不具合を発見した場合は臨床工学技士へ点検を依頼する．
②朝の点検時，ヘリ搭載の酸素ボンベの酸素残量を確認し，残量が十分でなければ整備士に伝え交換してもらう．気温により気体の膨張度が変化するため，酸素の量は温度により変化することを加味して点検する．
③酸素ボンベの管理は，各施設の取り決めに則って行う．
④酸素ボンベが機内の所定位置に確実に固定されていることを，整備士とともに確認する．
⑤呼吸器回路は屈曲していないこと，各接続部に緩みや破損がないことを確認する．

2．手　順

①人工呼吸器に装着する前は，ストレッチャーに装着した酸素ボンベからの酸素の供給を受けて，用手換気を行う．
②ヘリ機内に患者を搬入し，ストレッチャーに装着した酸素ボンベから人工呼吸器へ切り替える際に，回路が脱落したりチューブが抜けないように管理する．
③機内の所定位置に呼吸器回路が確実に接続できていることを確認する．エアフィルタを使用する．
④人工呼吸器のプラグが電源に接続されていることを確認し起動する．
⑤吸引器の電源も起動し，吸引圧が適切かを確認する．

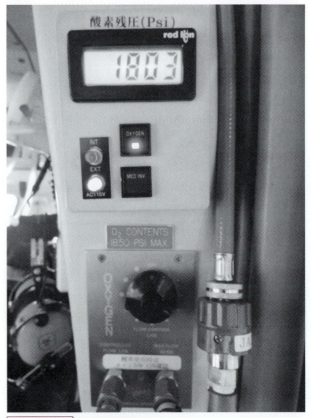

図3-Ⅲ-1　酸素残量表示器

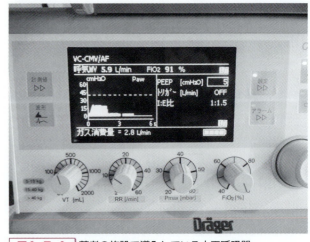

図3-Ⅲ-2　著者の施設で導入している人工呼吸器

⑥酸素の供給が確実に行われていること，酸素の残量は十分であることを確認する（図3-Ⅲ-1）．
⑦人工呼吸器のモニター画面から装着後の作動状況を把握しつつ（図3-Ⅲ-2），患者のバイタルサイン，表情，胸郭の動きなどを観察し記録する．ヘリのローター回転中には呼吸音は聴取できないため，救急車内やローターが停止したのちに聴取する．
⑧鎮痛・鎮静薬の使用を適切に行う．

⑨人工呼吸器のモニター画面にアラーム表示がされていないか，患者の状態に変化がないか，継続的な観察を行い，異常を発見した場合はフライトドクターへインカムで伝える。

⑩人工呼吸器の作動に異常がある場合は，速やかに用手換気に切り替え対処する。

3．看護のポイント

①ヘリの高度が高くなればなるほど空気が膨張するため，気胸の可能性の高い患者を搬送している場合は，可能な限り高度を上げないようにパイロットへ伝える。皮下気腫がある場合は，人工呼吸による陽圧換気により悪化する可能性があるため，その範囲をマーキングするなどして範囲の拡大がないか，頸部や鎖骨周囲などの観察を継続して行う。

②ヘリ機内では騒音があるため聴診器での聴診は困難であり，呼吸器の作動中の機械音が聞こえないため，胸郭に直接手を当て人工呼吸器の換気のタイミングに同調し，胸郭が上下に運動をしているか，左右差はないかを確認する。

③人工呼吸器装着時は，SpO_2，$ETCO_2$とともに心電図モニター，自動血圧計で測定間隔を設定し循環動態の変化も把握する。PEEPによる胸腔内圧の上昇による静脈還流の減少にともなう血圧の低下を想定し観察する。緊張性気胸が考えられる場合には，迅速に対応できるようにする。

④COPDの急性増悪の場合は，高濃度の酸素を投与する場合もあるが，状態に応じて酸素濃度を調整し，CO_2ナルコーシスがさらに悪化しないようにすることも考慮する。

⑤外傷による肋骨骨折に対するPEEPによる内固定を行う場合，気道内圧を適切に保つ必要がある。気道内圧のモニタリングを行いつつ，ファイティングによる合併症を起こさない。

4．まとめ

ヘリ機内で人工呼吸器が必要なのは，重症な呼吸障害を起こしている患者である。移動に伴うチューブトラブルを起こさないように注意し，酸素を確実に継続して供給することが必要である。人工呼吸器による陽圧管理を継続しつつ，ヘリの高度による空気の膨張を考慮した適切な管理が大切である。

（千葉　武揚）

3 自動胸骨圧迫システム

　心肺蘇生に関するガイドライン2015では，胸骨圧迫の重要性がさらに強調され，特に胸骨圧迫のテンポ，中断を最小限にすること，深さについて適切であることが生存率に大きな影響を与えることが示されている。また，機械的胸骨圧迫装置（自動胸骨圧迫システム）について，質の高い用手圧迫が困難であるか，プロバイダーにとって危険と思われる特殊な状況（救助者の人数が限られる，長時間のCPR，走行中の救急車内でのCPRなど）では，そうした装置が従来のCPRの代替法になる可能性があるとされている[1]。ドクターヘリ活動においては，限られた人員のなか，飛行中のCPRに加え救急車内からヘリ機内への移動時など継続的に質の高い用手的胸骨圧迫が困難な状況が多くあるため，自動胸骨圧迫システムが有効である可能性が高い。

　一方，国内で行われた研究では，日本で販売されている体外式自動心臓マッサージ器の2機種ともガイドラインに定められた胸骨圧迫の深さ，回数に至らなかったという結果が発表されており，装着の確実性や移動時のずれ対策，装着時間の短縮など課題もあげられている[2]。

　ドクターヘリ活動における心停止患者の救命率および予後改善を向上するために，心肺蘇生の一つの手段として自動胸骨圧迫システムを効果的に使用できるように，以下に準備や手順について示す。

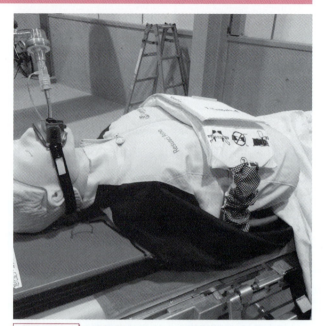

図3-Ⅲ-3　自動胸骨圧迫システムの装着

1．準　備

1）機内への搭載前
　自動胸骨圧迫システムをヘリ機内に搭載する際には以下の点を確認することと，機長および整備士に協力の依頼をする。
①重量は問題ないか（自動胸骨圧迫システムは本体自体が約8～11kgと重量がある）。
②置くスペースは確保できるか。
③自動胸骨圧迫システムを使用した実機シミュレーション
④バッテリー連続使用可能時間の確認

2）準　備
①自動胸骨圧迫システム本体
②体幹と本体の固定用ベルト
③バッテリー

3）点検・管理
①定期点検は臨床工学技士が行い，日々の作動点検はフライトナースが行う。不具合を発見したら臨床工学技士へ点検を依頼する。
②毎日の点検項目の例
・自動胸骨圧迫システム本体に亀裂や破損がないか
・バッテリーを挿入して電源が入るか
・バッテリーの残量
・作動状態は正常か
・患者固定用ベルトに汚染・破損がないか

2．手　順
①患者接触後に自動胸骨圧迫システム使用の有無を医師とともに判断する。
②使用すると判断した場合は整備士に伝え，ヘリ用ストレッチャーに自動胸骨圧迫システムの準備をしてもらう
③患者をヘリ用ストレッチャーに乗せ換える際に，医師またはフライトナースは自動胸骨圧迫装置が患者の胸部の位置と合致するように確認，調整する。
④患者がヘリ用ストレッチャーに移動したら，胸骨圧迫の位置に合わせて固定ベルトを患者の胸部に固定する（図3-Ⅲ-3）。
⑤患者の胸部と自動胸骨圧迫システムの緩みや位置のづれがないことを確認したら，動作を開始させる（図3-Ⅲ-4）。
⑥医師の指示の下に同期下（30：2）か，非同期下（連続圧迫）かを設定する。

3．看護のポイント

①ドクターヘリ活動時の自動胸骨圧迫システムによる胸骨圧迫は，深さや回数においてガイドラインで推奨される数値に満たないという報告もあり，その予防には患者の胸部の位置と機械本体の位置を合わせることが重要である。

②救急車からヘリへの移動時，またはヘリの離着陸時の振動により装着のずれが生じることもあり，場合によっては再装着をしなければならないこともある。そのため振動は最小限に，また装着を確実に行うようにする。

③装着する時間も医療従事者が不慣れであると胸骨圧迫の中断時間が長くなり，心肺脳蘇生への悪影響を及ぼす可能性もあるため，日頃から装着および操作には慣れておく必要がある。

④バッテリーの連続使用時間を把握し，予備のバッテリーを準備しておくなど連続使用に備えた準備が必要である。

⑤フライトナースとして，現場活動時に自動胸骨圧迫システムの作動トラブルがあった場合，臨床工学技士に相談できる状況ではないためトラブルシューティングに対応できる能力と，対応困難な場合に用手的胸骨圧迫に切り替える判断力を持ち合わせておく必要がある。

⑥自己心拍再開の確認はモニターリズム，頸動脈触知，$ETCO_2$などの値や波形から判断されるため，心肺蘇生のアルゴリズムに則り患者観察を経時的に行うことが重要である。

4．まとめ

自動胸骨圧迫システムについてガイドラインでは，複数の機械的胸骨圧迫装置を比較した3件の大規模無作為

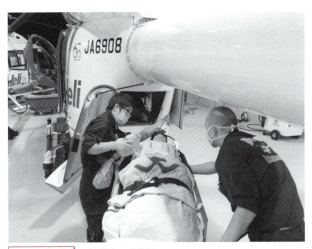

図3-Ⅲ-4　ヘリ機内への搬入

化比較試験で，用手的胸骨圧迫と比べた院外心停止患者の予後改善は認められていない。そのため，用手的胸骨圧迫は依然として標準的治療法であるといわれており，その使用については必要性を医師とともに判断し安全で効率的に行われるべきである。そのためにフライトナースは機械に熟知しておくことと，準備，点検に関して施設において十分に検討されるべきである。また，機長や整備士，現場の救急隊との協力も必須であり，ヘリの機体を用いた実践シミュレーションなどで動作，動線をお互いに確認しておくことも必要である。

文献

1) Highlight of the 2015 American Heart Association Guidelines Update for CPR and ECC.
2) 丸川征四郎，坂本照夫：ドクターヘリによる循環器疾患の救命率向上についての研究．平成23年度厚生労働省科学研究報告より．

（山崎　早苗）

IV 小児患者搬送システム

はじめに

日本の1～4歳の小児死亡率は主要先進国中で高く[1]、小児救急医療体制は十分とは言い難い。小児重症患者を小児集中治療室（Pediatric Intensive Care Unit；PICU）に集約することは救命率向上が期待でき、そのためには広域搬送システムの構築が必要とされている[2]。また、小児重症外傷患者では救急現場からドクターヘリで直接PICUに搬送することで、搬送時間が短縮され生存率の向上が見込まれることから[3]、小児重症患者の集約化におけるヘリ搬送は有用とされている[4]。

静岡県では保健医療計画の下、小児重症患者の集約のため、重症小児患者の搬送は、こども病院ドクターカーと静岡県東部・西部ドクターヘリを活用した重症患者搬送システムが確立されている。ここでは、静岡県における小児重症患者集約化とドクターヘリを活用した小児患者搬送システムについて解説し、これまでの取り組みの紹介およびフライトナースの役割について述べる。

1. 静岡県の小児医療体制および重症小児搬送の特徴

第7次静岡県保健医療計画（平成27年3月策定）[5]によると、静岡県の小児医療の現状として、平成25年の15歳未満人口千人対の小児死亡率は0.22人であり、全国平均の0.24人に比べ低くなっている。しかし、平成24年の小児科医師数は小児人口1万人対では8.4であり、全国平均9.9を下回っており、小児救急医療体制を維持できる病院も減少してきている。

三次小児救急医療については、東部、中部、西部の地域ごとの救命救急センターで対応しているが、静岡県立こども病院（以下、こども病院）は小児救命救急センターとして、他の医療機関では対応できない重篤な小児救急患者を24時間体制で受け入れる体制が整えられ、施設内には屋上ヘリポートも配備されている。

静岡県は東西に約150kmと長く、ドクターヘリは2機配備されており、県東部は順天堂大学医学部附属静岡病院、県西部は聖隷三方原病院を基地病院とし、県内全域を約20分でカバーしている。こども病院はその中央県中部に位置しておりどちらからもアクセスが良い（図3-IV-1）。内因、外因問わず重症な子供は「こども病院へ」とういう共通認識の下、現場出動だけではなく病院間搬送についてもドクターヘリを積極的に活用し、直接PICUへ搬送している。救急車搬送では相当時間を要するが、ヘリの機動性を活かした早期医療介入や搬送時間短縮、適切な病院選定により小児専門病院に短時間で到着することが可能である。

2. 静岡県立こども病院小児集中治療センターの特徴

小児集中治療センター（以下、PICU）は、小児の集中治療を専門とする医師が常駐し、24時間365日体制で小児重症患者を受け入れ、集中管理可能な全国でも有数の施設である。PICUは内科系・外科系の枠にとらわれず、重症患者であれば入室可能（最大10床）である。

2007年より重症な小児患者については県内全域からこども病院に集約する小児救急医療ネットワークが構築されており、救急隊やドクターヘリ、医療機関からの多くの重症患者を受け入れている。

3. こども病院への搬送形態

小児重症患者の集約化が円滑に作用するためには、救急隊（消防機関）、ドクターヘリ、地域の医療機関とこども病院（PICU）のネットワークがうまく機能することが大切であり、迅速な連携やシームレスな救急医療の提供がより多くの小児患者の救命につながるため、そのシステムの一部を担うドクターヘリの役割は大きい。対象となる患者は救急現場から直接搬送が望ましいが、多数傷病者や日没制限、天候不良、こども病院の混雑状況などにより、他医療機関を経由後に転院搬送となることがある。その場合、こども病院PICUからドクターカーが出動し依頼元病院への「迎え搬送」を行うこともある（図3-IV-2）。

4. 関係機関連携に向けたこれまでの取り組み

・静岡県東部ドクターヘリはこども病院と連携し、ドクターヘリ看護記録内容の検討を行った。情報提供するうえで必要な内容について、こども病院の医師・看護師の視点から助言をもらい、ドクターヘリ看護記録の改定を行った。特徴としては、普段、遭遇頻度の少ない小児救急疾患の観察項目や内容の記載を工夫し、観察項目に漏れがないよう選択式とした。

・静岡県東部ドクターヘリ事後検証会を通して、小児患者対応事例を消防機関も含め多方面から検討を行って

Ⅳ 小児患者搬送システム

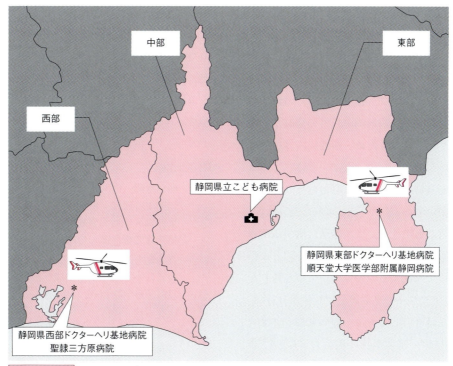

図3-Ⅳ-1 静岡県立こども病院とドクターヘリ基地病院

いる。また，こども病院医師と事例を通して連携・協働内容について確認している。事後検証会は教育的な要素もあり，小児外傷対応など，医師からのレクチャーなども含まれている。
- こども病院主催の小児救命救急研究会に参加し，シミュレーション訓練，小児重症事例の検討会へ参加している。この研修会への参加はフライトナースの自己研鑽の機会となっている。
- 静岡県東西部ドクターヘリの医療スタッフ間が救急現場において円滑に連携や協働ができるように交流を行っている。双方の事後検証会へ参加し，小児事例にかかわらず，協働した事案について，事例検討を行い関係性の構築を図っている。また，全国フライトナース勉強会もよい機会として活用している。

5．看護師の役割と看護のポイント

- 救急現場では確定診断はできないため，患者の重症度・緊急度を，症状，発生状況よりアセスメントし，小児専門病院へ搬送するか否かの判断を医師とともに行うことが重要である。オーバートリアージ容認のため，重症が疑われる場合や判断に迷うときはこども病院への搬送を考慮する。
- 静岡県東部ドクターヘリでは，原則，家族同乗のスタイルをとっている。特に小児患者における家族の付添は，安心感を与えるだけではなく，治療への協力を求

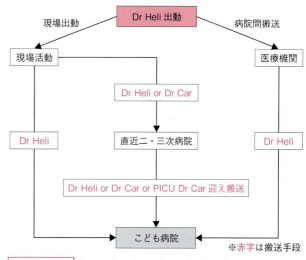

図3-Ⅳ-2 静岡県立こども病院への搬送形態

めるうえで重要な存在である。そこで，小児患者の発達段階や病態を考慮しながら，患児が家族の存在を確認できる位置への着座の工夫することも必要である。また，小児患者が重篤な際は，同乗家族へのサポートも行う。さらに，重症の小児患者が到着後に緊急手術などを要する場合など，速やかに家族の代諾を得る必要があることも，家族同乗の理由である。
- 小児専門病院への搬送は居住地域の医療圏を逸脱した搬送になるため，家族に病状や搬送の必要性を説明したうえで，理解し納得してもらうことが重要である。土地勘のない地域に搬送するため搬送時間の目安を伝

え，ヘリに同乗できない家族や付き添い者には搬送先病院の地図を渡し案内するなどの配慮を行う。
・病院間搬送でのドクターヘリの活用においては，搬送の目的や引き継ぎ事項，同乗者の確認を行う。使用する医療機器（シリンジポンプ，輸液ポンプ）の台数確認を行い準備・対応する。基地病院以外の施設から搬送を依頼されるケースもあるため，事前に内容を確認のうえ出動する。
・小児専門病院へ搬送時の引き継ぎ内容として，患児の状態以外に付き添い者の有無や続柄，家族の受容状況，継続看護の必要性などの他に，広域搬送に関する情報として，ヘリ同乗以外の家族に関する情報や，どこからどのような手段で来院するのかについて申し送りを行う。引き継ぎはドクターヘリ看護記録を活用し行い，記録を完成させ1部を渡してくる。静岡東部ドクターヘリの看護記録には，基地病院の電話およびFAX番号を記載し，問い合わせ先を明記している。

おわりに

静岡県では，こども病院を中心に小児救急医療体制が確立しており，ドクターヘリを活用した搬送や集約するシステムが構築されている。小児救急医療の一端を担うドクターヘリ，フライトナースとして，地域の医療状況把握に努め，関係医療機関や消防とよりよい関係を構築すること。また何よりも確かな知識・技術の習得や維持のための研鑽が求められ，専門施設への搬送が適切か否かの判断ができ，ドクターヘリ搬送という特殊な環境で安全に搬送できるような患児，家族への看護ケアの提供が求められる。

文献

1) 池田智明，他：乳幼児死亡と妊産婦死亡の分析と提言に関する研究．平成20年度総括・分担研究報告書．厚生労働科学研究費補助金（子ども家庭総合研究事業）総括研究報告書．
2) 武井健吉，清水直樹，松本尚，他：小児重症患者の救命には小児集中治療施設への患者集約が必要である．日救急医学誌 2008；19：201-207.
3) 志賀一博，岡田眞人，早川達也，他：静岡県西部におけるドクターヘリとPediatric Intensive Care Unit（PICU）の連携−小児外傷広域搬送システム−．日本航空医療学会誌 2011；11：19-25.
4) 宮坂勝之，鈴木康之，清水直樹，他：ヘリコプタによる小児重症患者搬送．小児医療専門施設での運用開始4年間の経験．日小児麻酔会誌 2007；13：135-145.
5) 第7次静岡県保健医療計画（平成27年3月策定）http://www.pref.shizuoka.jp/kousei/ko-410/documents/5syou2.pdf，2016年11月閲覧

（多田　真也）

V 降雪地（寒冷地）での搬送

はじめに

寒冷地におけるドクターヘリ要請内容は、ウインタースポーツによる事故、積雪や路面凍結による交通事故、転倒による負傷、低体温、雪下ろし中の屋根からの転落、落雪による埋没・負傷など多岐にわたる。降雪時のドクターヘリ運航は、圧雪されていない新雪の場外で着陸操作を行う場合、新雪の飛散によりホワイトアウトとなりやすい。また、積雪により傾斜や段差がわかりにくく、凍結地面で滑って転倒する可能性もある。

ドクターヘリを運航する県によっても違いはあるが、救急現場直近への着陸、山岳地では着陸場所が限定される場合もある。標高によっては安全確保のためランデブーヘリポートへの変更、または付き添い者の搭乗を止め離陸時の機体軽量化を図ることもある。

季節は春でも山岳地は降雪していることもあるため、どちらにも対応できるような準備と看護が必要である。

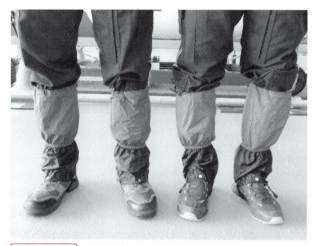

図3-V-1 ゲーター着用時

1. 準 備

1) 運航との連携
①運航開始前において、機長・整備士・CSと気象状況、日没時刻の確認を行う。
②急な天候変化もあり得るため現場を早く離れることを念頭に置き、機長・CSの判断に従う。
③出動前にヘリ機内の温度が下がらないようにヒーターなどを使用する。

2) 患者対応
①加温輸液の温度は40℃前後にしておく。
②電気毛布の準備：飛行中は機体から電源をとれないため、暖めた状態にしておき出動時に持参する。バックボード使用時は身体の下にならないように整備士と使用方法を打ち合わせする。
③ホットパックなども考慮する。
④首元・足元の保温用にバスタオルやフェイスタオルなどを準備する。
⑤アルミシートを活用する。
⑥内因性・外因性・低体温など状況に応じた対応ができるようにしておく必要がある。

3) 個人装備
①防寒衣の準備：フライトスーツだけでは寒さで活動に支障をきたすため、防寒衣を着て活動することもある。しかし防寒衣は厚手で活動の障害になるほか、撥水性がないと血液等により汚染の可能性が高くなるため感染防護に注意する。また、活動場所によりヒートストレスによる影響を受けるおそれがある。手袋も考慮する。
②アウトドアゲーター：降雪地では積雪が膝下までの場合もある。靴内が濡れることによる自身の体温低下の原因を防ぐ必要がある（図3-V-1）。
③ヘルメット：スノーモービルに搭乗し移動する時に考慮する。オートバイと同じようにヘルメットを着用しないと重大な事故につながるおそれがある。
④自己管理：山岳地帯に出動時は、頭痛や気圧性中耳炎を起こしやすい。

4) 通信手段
運航クルーと離れて活動する可能性や携帯電話が圏外となることもあるため、トランシーバー、衛星携帯やモニター類を持参する場合もある。

5) 着陸ポイント
①ヘリコプターはスノーシューを装着しているが、積雪がある場合では機体が沈みやすくホワイトアウト（図3-V-2）が起こる可能性もあり、状況より着陸を断念せざるを得ない場合もある。
②着陸場の除雪、圧雪、マーキング：マーキングの目的は、誘導目標、ホワイトアウトの防止、着陸面の状態確認である。マーキング方法は、水溶性の赤色スプレーやオレンジの入浴剤を雪面に描くよう消防機関とスキー場に依頼しているが、天候によって見

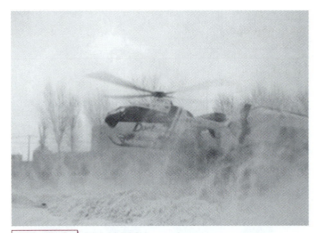

図3-V-2 ホワイトアウト

え方が違うため注意が必要である（図3-V-3）。運航会社から冬季運航について事後検証会で消防機関に伝達している。

6）現場接触場所と協働対象

移動手段は徒歩，スノーモービル，スキー場所有車両，消防支援車両，雪上車などケースにより異なる。

①救急車内：救急隊員と協働する。
②スキー場救護所：パトロール隊，救急隊，友人などと協働する。
③スキー場ゲレンデ：パトロール隊，救急隊，友人などと協働する。
④診療所所有の車内：診療所職員，救急隊と協働する。

なお，ドクターヘリが救急隊より先着した場合，協働対象が変わる。

スキー場パトロール隊は，スキー場において来場者のけがを未然に防ぐために見回っている。赤十字救護法や消防署の救急法資格を取得しており，骨折に対する固定，止血法，三角巾固定などはできるが医療行為は行わない。救急隊から外傷対応の講習会を受けているパトロール隊もある。

また，パトロール隊は通報用情報用紙や事故報告書を記録している。これらはスキー場独自のものであるようだが，概要を記録しているためメモをもらうことは可能で重要な情報源となる。

スノーモービルで移動する際，資器材などを持参しながらの搭乗となるため，パトロール隊と声をかけ合いながら安全に配慮しなければならない。

スキー場資器材として，バスケット担架，アキヤボート，バックボード，スクープストレッチャー，ネックカラー，毛布などがある。

傷病者の搬送は，バスケット担架やアキヤボートをス

ノーモービルで牽引する場合もある（図3-V-4）。

2．手順

出動場所と外気温の確認をする。急に天候が悪化して現場投入になる可能性があるか機内で確認する。現場投入できない場合は二次ランデブーポイントも考慮し対応する。

①現場上空に到達したら，横方向や後方の障害物との接近状況や飛散物の見張りを行い機長に報告する。離着陸時のクルーの会話は最小限にとどめ，機長の操作に専念させるため私語は慎む必要があり，ホワイトアウトの状況を確認する。
②現場への移動手段は徒歩か，スノーモービルや雪上車か，救急隊が現着しているか否か，接触場所などの確認を行い，運航クルーとプランを共有する（図3-V-5）。
③運航クルーとの連絡方法の確認。携帯電話やトランシーバーを活用する。
④降機の際，積雪や路面凍結の状態に注意しながらゆっくり進む。
⑤傷病者接触までは各自がけがをしないように安全に配慮していく。
⑥ヘリから離れて活動する場合は，方針が決定次第運航クルーに情報提供をしていく。
⑦積雪時はストレッチャー移動が困難である。ストレッチャーを持ち上げなくてはならないため人手が必要となるので協力する。

3．看護のポイント

1）バイタルサイン測定とモニター装着

寒冷地では厚着をしていることが多いため，血圧測定やモニター装着などが困難である。ウェアを脱がすか，触診で対応するのか，手首タイプの血圧計を選定するのか，状態を観察しながら即座に選択する必要がある。

体温測定は外気温によって左右されるが，ゲレンデなどで体温測定が必要なのか，ヘリ機内で測定するのかを判断し，鼓膜温か腋窩温か，サーミスタ式体温計か低体温も測定できるものか，赤外線式体温計かなど選択する。

2）現場活動

加温輸液を使用しても，専用バッグから出してしまうと外気温によって急激に冷えてしまう。輸液バッグに入れたまま使用するのか，点滴台がない場合には周りに協力してもらうよう伝える必要がある。

バスケット担架やアキヤボートを牽引して移動中の観

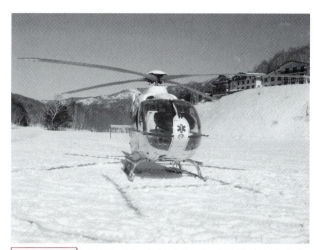
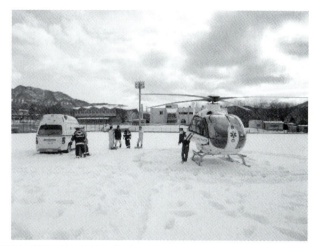

図3-V-3 雪面マーキング（左の赤色は晴天では見えやすく，右の緑色は晴天ではわかりにくい）

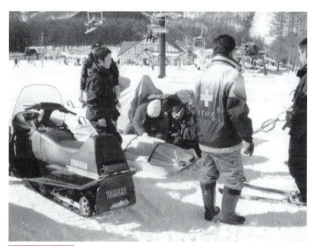
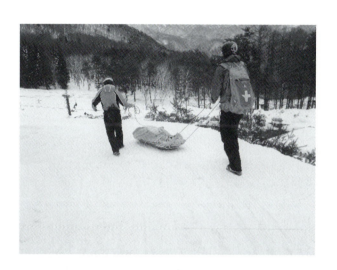

図3-V-4 パトロール隊によるアキヤボート牽引

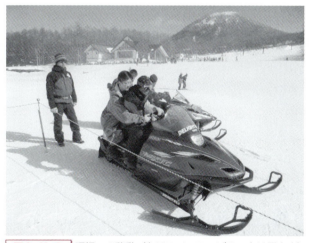
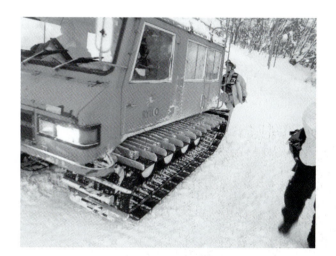

図3-V-5 現場への移動（左はスノーモービル，右は雪上車）

察や処置は困難である。傷病者の保温方法や搬送スピードはパトロール隊や救急隊と相談する。

ゲレンデ上での活動は限界があることを知ることも重要である。

3）脱衣と室内（車内）温度管理

寒冷地での脱衣は必要最小限にする。しかし，創部観察などで脱衣が必要な場合は保温方法を考える必要がある。毛布やバスタオル，アルミシートなどを活用し，首元や足元から風が入り込まないような工夫も必要である。

雪などで衣服が濡れている場合は可能な範囲で脱衣し保温する。

頸部や腋窩をホットパックで保温する場合は，致死性不整脈を招く可能性もあるため注意する。

救急車内や救護所の出入りを最小限にする。また救急車内が適正温度（24℃〜25℃）となるように救急隊に依頼することも重要である。ヘリ機内でも同様である。

4）ヘリ収容

スキー場などではゲレンデや駐車場に人だかりができる（図3-V-6）。プライバシーを保護するためブルーシートで覆うなど可能な限り対策を講じるべきである。

バスケット担架はヘリ機内に収容できないため，バックボードに乗せ換えストレッチャーに移動する方法などを考える必要がある。

標高が高いところでは山岳風で乱気流も起こりやすい。傷病者やヘリ機内物品の固定を確認することも重要である。

ダウンジャケットやウェアなどを裁断しなくてはいけない場合，羽毛がヘリ内で舞うと機長の操縦に支障をきたす可能性もあるため注意が必要である。

5）キーパーソン

家族，友人・知人，バスツアー，学校行事，海外から来ている場合もある。キーパーソンを探し，傷病者が重傷や未成年，通訳が必要な場合，同乗可能であれば付き添いを考慮する場合もある。情報源となる貴重品や携帯電話などは搬送先に持参する。同乗しない場合は，搬送先施設の地図と連絡先を渡し簡単に説明する必要もある。

家族が遠方にいる場合は，付き添い者から家族の連絡先を聴取するよう努める。

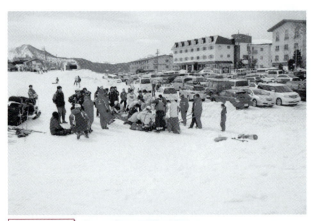

図3-V-6 ゲレンデでの活動の様子

6）資器材管理

救急隊やスキー場の物品を搬送先まで使用する場合は，搬送先に返却方法を伝え，資器材が戻るように管理する。

4．おわりに

冬季はヘリポートが積雪で使用できない場合もある。積雪時は人力で除雪する必要となること，雪が降り続けばヘリが離着陸できない時間帯も出る可能性があることを理解しておく。降雪地での特徴を理解したうえで着陸前の情報から持参物品を選択し，フライトドクターとともに活動プランを立てることが求められる。

また，協働相手ができる内容を理解し，どこまで依頼していいのか瞬時に判断する必要があり，協働がうまくいかなかった場合は他職種に情報共有やシミュレーションを働きかける必要がある。

（岩崎　弘子）

VI 離島搬送

はじめに

わが国は，多くの県が有人離島を抱え，その数は421島あるといわれている。これまで離島搬送は，県の防災ヘリや自衛隊ヘリで対応していたが，要請から出動までに時間を要していた。全国にドクターヘリが導入された後は，患者の状況に応じドクターヘリも積極的に活用されるようになった。離島は医療過疎が進み急病者が発生した場合，各地域では医療が完結できずドクターヘリによる迅速搬送が行われ，年々増加している。

離島からのドクターヘリによる長距離搬送は，医療資源の担保と地域の医療格差の問題解決や地域支援にもつながっている。また，医師や看護師が同乗しているため，患者の全身管理や迅速かつ安全な搬送には優位である。離島をカバーできるドクターヘリは，医療機関の連携と集約化において重要な役割を果たすと考える。

1．準 備

1）施設間搬送依頼の流れ

離島で傷病者が発生した場合，対応困難な症例に対して要請元病院や消防団，役場などが搬送先病院の医師へ患者情報を伝えて受け入れを決定する。搬送先病院が決定したら，施設間搬送依頼が要請元病院よりドクターヘリ通信センターへ入る。

施設間搬送依頼が入ったことが，CSよりフライトドクター，フライトナースのPHSへ連絡が入る。

2）情報収集

離島から患者搬送の依頼があった場合，フライトドクターとともに施設間搬送用の情報収集用紙を用いて患者の情報収集を行う。

3）情報収集項目

①年齢・生年月日・氏名・性別
②診断名
③現在の状態とバイタルサイン
④使用薬剤や輸液ルート，挿入されているドレーン類や本数
⑤使用されている医療資器材（呼吸器・シリンジポンプの台数・ペーシングなど）
⑥ヘリへ同乗する家族の有無
⑦患者引き継ぎは要請元病院内での引き継ぎかランデブーポイントでの引き継ぎか確認
⑧搬送先医療機関名と主治医の名前と診療科
⑨要請元医療機関から要請元の管轄消防と搬送先病院へ連絡がついているか確認

上記の情報を基にフライトドクターと医療資器材，薬剤などの準備を行う。離島の場合，交通手段がなかったり，家族到着まで時間を要する場合が多いので，家族がヘリへ同乗することが多いため家族看護も念頭に置いておく。

2．手 順

現場到着までにヘリの機内で運航クルーと情報共有し天候や搬送時間，搭乗者の確認を行う。病院内での患者引き継ぎの場合，ランデブーポイントに到着後，支援隊の車で要請元の病院へ向かう。

1）患者接触後

要請元医療機関の関係者へ挨拶を行う。患者，または家族へ施設間搬送目的で来たことを伝える。患者の状態を医師とともに評価する。追加処置や薬剤が必要な場合，要請元の医療機関の物を使用するかヘリの物品を使用するかフライトドクターへ確認する。追加処置を行う際は，要請元病院の医師や看護師へフライトドクターより説明をしてもらい協力をもらう。患者の状態や追加処置・薬剤を記録する。

2）現場確認事項

①要請元医療機関の医師，または看護師から診療情報提供書や画像（フィルム，CD），私物などを預かる。これらは，個人情報のため管理を確実に行う。ドクターヘリ看護記録の中の預かり物チェック項目に預かった物のチェックを入れる。
②要請元医療機関の医療機器を使用する場合は返却方法を確認する。
③搬送先病院を確認後，おおよその到着時間を要請元医療機関から搬送先医療機関へ連絡を入れてもらう。
④同乗者の有無と連絡先を確認する。
⑤家族が同乗しない場合，離島のため何時くらいに搬送先病院へ到着するか，あるいは搬送先病院へ他の家族が向かっているか確認をする。
⑥要請元医療機関を出発時に患者および家族へ搬送先医療機関名とおおよその所要時間を説明する。

⑦要請元医療機関を立ち去る時も関係者へあいさつを行う。
⑧救急車へ患者または家族を乗せランデブーポイントへ出発する。到着するまでの間，患者の全身管理を医師とともに行う。

3）患者搬送の流れ

①ランデブーポイント到着後，患者を機内へ搬入する前にヘリへ搭乗し，機内で収容準備をする。
②酸素・人工呼吸器・モニター装着などの準備を行い患者を受け入れる。
③患者移動時は気管チューブや胸腔ドレーンなどの管理を行い抜けないように細心の注意を払う。
④患者ストレッチャーの固定ベルトの確認を整備士と行い転落防止に努める。患者の体動が激しい場合，鎮静薬を使用する場合もあるので処置内容を医師に確認しておく。鎮静薬を使用した場合，呼吸抑制も出現するため対応方法を念頭に置いておく。
⑤同乗する家族をヘリ機内へ誘導する（パイロット・整備士へ依頼する場合もある）。家族にはシートベルトを装着してもらう。
⑥患者・家族にヘッドセットを装着し，機内での対応について説明する。ドアの取っ手や機内の物に触れないよう説明し，機内はヘリの音が強いため交信はヘッドセットで行うことも伝える。
⑦飛行中は気流などの影響でヘリが揺れるため酔いやすい。患者，家族にも気分が悪いときには早めに教えるよう伝え吐物袋を準備しておく。
⑧機内の温度設定を整備士に依頼する。

3．患者搬送中の看護

離島搬送の場合，搬送時間が長くなるため患者の十分な観察と全身管理が必要となる。

患者は緊急度・重症度が高いため状態急変することを念頭に置き医師と事前に打ち合わせを行っておく。

患者にとって現状を十分把握できないままヘリ搬送が決定されるため繰り返し搬送の必要性を説明する。また，同乗する家族もヘリの中では緊張が続いているため配慮ある声かけを行うことは重要である。

1）看護のポイント

①血圧測定をインターバル設定にし，その他のバイタルサインとともに医師と情報共有を行いながら全身管理を行う。
②気管チューブの固定，輸液ルートの固定などを確認し，輸液の滴下状況を観察する。ヘリ機内は落差がないため詰まらないように点滴の滴下には注意を払う。
③患者のバイタルサインや観察内容を記録する。
④患者の不必要な露出を避け掛物などで保温に努める。
⑤医師がヘリ機内で超音波などの追加検査を行う際はその都度，患者，家族へ説明する。
⑥要請元病院から患者情報は収集できているが，追加収集できることは搬送中にも患者，家族から聴取する。

2）搬送先病院への申し送り

申し送りの場所は，搬送先病院のヘリポートや施設内（ICU・ER）などさまざまである。搬送先の医療スタッフへあいさつを行い診療情報提供書や画像（CD・フイルム）を渡す。フライトナースの看護記録を用いて，短時間に的確に患者の状態を申し送る。

申し送り内容は，①患者の状態，②処置内容，③家族の様子と連絡に関すること，④患者の所持品，⑤資器材・医療機器の返却方法などである。

搬送先病院へ到着後は，無事に到着したこととねぎらいの言葉を患者，家族に伝え，事務担当へ家族を案内し手続きを行ってもらう。

搬送先病院を立ち去るときも「よろしくお願いします」とあいさつをしてから帰る。

4．家族看護

ドクターヘリでの搬送が決まり，家族が同乗する際は，「○○さんの搬送のため△△病院から来ました□□です」と必ず声をかけ，これからどのような搬送を行うかわかりやすく説明する。

家族は患者の状態急変や事故に遭遇したことで，精神的動揺や現状が受け入れられない状態にある。フライトナースは家族のそばに寄って声をかける。十分な会話ができない状況だとしても，家族との初対面でのかかわりは信頼関係を築いていくうえでたいへん重要である。離島からの搬送では，家族は「これが最後かもしれない，もう島には帰って来られないかもしれない」と考えていることが，会話の中から感じとれることが多い。

フライトナースにできることは，危機的状況下にある家族の苦悩をとらえ，寄り添っていくことが大切である。

5．無医島からの救急搬送

離島の医療問題は，鹿児島県でも大きい。鹿児島県には28の友人離島があり離島面積，離島人口はともに全国

1位である。その中で住民の居住する28の島のうち15島が無医島となっている。島の診療所には看護師がいるだけで，赤十字病院から派遣された医師が定期船を利用した巡回診療のみを月2回行っている。そのため，救急患者が発生すると，まず島にいる看護師が状態観察やバイタルサインのチェックを行い，その結果を赤十字病院の医師へ電話やテレビ電話で報告する。報告を受けた医師は，現場の看護師へ口頭で指示を伝え，状態に応じドクターヘリでの搬送が必要と判断した場合，村役場に電話連絡をする。村役場からドクターヘリ運航管理室へ要請が入り離島へ出動する。

通常は，出動途中で患者の追加情報が消防や救急隊から入るが，島の場合は消防隊や救急隊がいないため消防無線がなく，消防団員から防災相互無線を通じて患者情報が入る。しかし，距離が遠く電波状況によってはまったく情報が入らないまま現場に行くことも多々ある。

島には救急車もないため，現場のランデブーポイントに島民や消防団員がワゴン車で患者を搬送してきている。通常の救急車内での活動と違い患者へのアプローチが難しいが，島の看護師から情報をとりながら医師と協力し活動を進めなければならない。

離島からのドクターヘリ要請があった場合，最初の情報よりかなり患者の状態が悪い場合のほうが多いので，常に最悪の場合を想定した現場対応を行わなければならない。

搬送の流れは施設間搬送に準ずる。

（前田　礼子）

VII 多数傷病者

1. はじめに

　ドクターヘリが対応する現場では，多数傷病者という特殊な状況下も多い。多数傷病者事故（Mass Casualty Incident；MCI）とは，「地域の救急医療体制において，通常の範囲では対応できないような多数の重症傷病者をともなう事故災害」のことである。そのため，多数傷病者の場合，1機のドクターヘリで対応する場合や，近隣のドクターヘリと連携し複数機のドクターヘリで対応する場合，その他ドクターカーやDMAT等と連携する場合がある。そのような場合は，医療機関，消防，警察，海上保安庁，現場関係者など，多くの組織と活動することになり，現場で円滑な活動をすることで多くの重傷者を適切に治療し，早期に搬送することが可能となる。

　MCI発生時の医療対応は，1.指揮命令系統の確立，2.安全確保，3.情報伝達，4.トリアージ，5.処置/治療，6.搬送の優先順位を守ることが大切である。これは，イギリスのMIMMS（Major Incident Medical Management）の中で大規模災害発生時の体系的な対応である7つの基本原則「CSCATTT」として示されている。

2. 多数傷病者におけるフライトナースの看護実践

　多数傷病者事案におけるフライトナースの看護実践について，CSCATTTの視点で整理した（表3-VII-1）。以下，CSCATTTに沿って解説する。

1）Command&Control（指揮命令）

　現場に向かうまでのヘリ機内では，要請内容，どのような概要なのか，傷病者の数，どのような状態なのか，搬送先をどうするか，資器材をどうするか，近隣のドクターヘリ応援要請は必要かなど，フライトドクターと話し合い現場に到着してからの活動を想起しておく必要がある。上空から現場を見て，事故の全体像を確認し，事故概要から損傷を予測しアセスメントして患者に接触することで，素早く適切な対応が可能となる。

　現場指揮本部で指揮命令系統の把握として，現場に到着したら指揮本部を探し到着報告をする。事故概要の把握，傷病者の数，重症度など現時点でわかっている情報を収集共有し，消防機関，その他の機関，フライトドクターと活動計画を立案し役割分担を行う。フライトドクターと分かれて活動する場合，資器材をどのように分配・管理すると効率よく活動が行えるか考えることも必要である。

2）Safety（安全確保）

　多数傷病者事案では，事故概要も複雑な場合が多い。また，多数傷病者の現場では，病院内での診療と違って，事故現場など危険な場所に行くことや，救出中の患者に治療する場面も多くある。救出中の場面で治療を開始するときなどは非常に危険な環境である。患者に必要な医療を提供するとともに，周囲の状況にも気を配り，現場の救急隊や消防隊，その他の人々と連携をとりながら，

表3-VII-1　多数傷病者事案におけるフライトナースの看護実践

指揮命令	現場指揮本部で指揮命令系統の把握 状況把握（概要，受傷機転，傷病者の数，重症度）
安全確保	周囲の状況確認，危険区域，消防活動区域の確認 フライトナース自身の安全確保 フライトクルーの安全確保 患者の安全確保
情報伝達	現場の状況把握と情報の共有，伝達 無線や電話，伝令等でフライトドクターと情報共有 現場のリソース（救急隊や関係者）を最大限活用
トリアージ	救急隊が実施したトリアージ結果の把握 再トリアージを実施し，治療・処置を最優先すべき重症患者を判断 点在する患者を行き来して人数や重症度を把握する
治療・処置	医学的知識に基づいた医師の処置の必要性の判断（気管挿管，胸腔穿刺，中心静脈路確保，薬剤投与等） 継続観察の必要性・再アセスメントのタイミングの判断 資器材の分配，管理
搬送	地域の医療機関の把握 分散搬送：重症患者が一つの医療機関へ集中しないように選定する 搬送の優先順位の決定

常に安全に配慮することが必要である．

3) Communication（情報伝達）

多数傷病者事案では，現場の混乱により，情報が錯綜したり，情報伝達の不備が起こることがある．複数傷病者での対応をスムーズに行うためには，情報伝達を系統的に行うことがポイントである．

傷病者が点在する事例では，医師と離れて活動し傷病者のトリアージ，処置を実施する場合もある．そのような場面では，MCA無線を活用し，医師へ患者情報の報告と指示確認をフライトナースが行う．

4) Triage（トリアージ）

事故現場に到着後は，事故の状況，傷病者数，医療チームの数などの状況を判断してフライトドクターと役割分担を行い活動する．救急隊が実施したトリアージを確認し，再トリアージを行う．事故現場が広範囲にわたる場合は，点在する患者の中を行き来して，傷病者数や重症度を把握する必要がある．

5) Treatment（治療・処置）

多数傷病者事案では，フライトドクターと離れて行動する場合もあり，フライトナースはフライトドクターと無線などで連絡をとり，指示を受けながら観察・処置を行う．そして緊急処置の必要性，重症度を判断し，処置が必要な患者が優先的に治療できるように調整する．

6) Transport（搬送）

多数傷病者の搬送のポイントは，重症度・緊急度の判断，傷病に応じた病院の選定，重症者が重ならないよう分散搬送を行うことである．複数機のドクターヘリが協働する場合は，地域の病院情報を理解している事案発生地域のドクターヘリが搬送病院の選定を行うことで，より早い病院選定・搬送が可能となる．

3．おわりに

多数傷病者事案は，指揮命令系統の確立，綿密な作戦会議，資機材・人材の確保，消防（救急隊・消防隊・救助隊など），警察や他機関との協働が重要となる．また複数機のドクターヘリが対応した場合は，円滑な情報共有が大切である．日ごろから隣県ドクターヘリとの情報共有方法，事案の共有など検討しておくことは，多数傷病者事案での円滑な活動につながる．

文 献

1) 大友康裕，プレホスピタルMOOK 4 多数傷病者対応，永井書店，東京，2007，pp 3-13．
2) 大友康裕編，DMAT完全マニュアル，メディカ出版，Emergency Care 2010新春増刊，pp30-39．
3) 日本航空医療学会監修，フライトナース実践ガイド，へるす出版，2008，p67，pp180-183．

（川谷　陽子）

… /第3章 特殊な搬送方法・システム

VIII 家族対応

1. はじめに

　救急現場では，患者の救命処置が最優先となるが，現場に居合わせた家族も突然の出来事により混乱をきたしている。フライトナースは患者のみならず家族の心理状態をアセスメントし，家族のニードを充足できるようなかかわりが必要である。また，家族の安全にも配慮し，継続看護がなされるよう搬送先へ家族情報の引き継ぎも重要な役割である。ドクターヘリへの家族同乗率は施設間格差が大きい[1]という現状があるが，決定的な治療を必要とする場合の代理意思決定を求める場合もあるので，自施設・地域の特徴も踏まえた家族の同乗対応が求められる。

2. 家族対応の実際

1) 家族のニードの把握

　CNS-FACE[2]よると，重症患者家族のニードは，「情報」「保証」「接近」「安楽」「情緒的サポート」「社会的サポート」の6つがあり，救急現場からできるだけ充足させることが求められる。普段とは異なる状況の患者を目の当たりにした家族は，放心状態，身の置き所がなくウロウロしている，話にまとまりがないなど強い動揺を示す場合や，過換気や歩行不能など，身体症状が現れる場合もある。また，重症患者の家族は，一刻も早く患者に遭いたい，傍にいたいという「接近」のニードも持っている[2]。

2) 家族対応の手順

①救急隊より家族の存在の有無を確認する。
②家族と対面し自己紹介を行い，患者との関係性を確認する。
③患者へ診察を行うことを説明し，安全な場所での待機を救急隊などに依頼する。
④患者の診察，処置の際，侵襲的な処置が必要な場合は，可能な限り医師からの説明と同意を調整する。
⑤治療の経過をみて，家族との面会を調整する。
⑥搬送先の病院を決定し，家族に搬送先を伝達する（かかりつけの医療機関や，患者の居住地を考慮して搬送先を決定する場合もあるが，第一に病状から判断して決定する）。
⑦家族が同乗する場合は，乗り物酔いがないか否か確認し，ヘリ機内に誘導する。ヘッドセット，シートベルトを装着し，ヘリ機内での安全に関する注意事項を説明する。
⑧家族が自家用車で搬送先病院に向かう場合は搬送先病院までの経路を案内する。また，治療の説明を電話連絡する場合があることを伝え，連絡が必ずとれるように携帯電話番号を確認する。
⑨搬送中は，患者の観察を密に行いながら，家族への配慮ある声かけを行い，無線が通じるか確認し，おおよその搬送時間等の説明を行う。
⑩着陸前に家族に声かけを行い着陸後に案内があるまで，待機するよう説明し事故防止に努める。
⑪搬送先病院の看護師に家族情報を申し送る。同乗していない場合は，連絡先や，来院手段，所要時間などわかる範囲で伝達する。

3. 家族対応のポイント

　航空搬送される患者の家族は，患者がどういう状態で，どんな処置が行われたのか知りたいという「情報」のニードをとても重要だと捉えている[3]。患者が一刻を争う状態であれば，家族に説明する時間がない場合が多い。限られた時間ではあるが，わかり得る範囲の情報を平易な言葉で端的に医師に説明してもらう必要がある。

　家族同乗中の機内で患者が急変し，処置を行う際，家族が侵襲的処置を目の当たりにすることになり，精神的な影響が懸念される。しかし，心肺蘇生に関する2005国際コンセンサス（CoSTR）[4]では，「蘇生現場に家族が立会うことが有害であることを示すデータはなく，成人患者が事前に拒絶していない限り，選ばれた家族に蘇生現場に立ち会う機会を与えることは合理的である」と述べられている。蘇生現場での家族の立ち会いは，家族が患者の死の受容に影響を及ぼすが，ヘリ機内でパニック等になることで，安全な運航の妨げや，医療者が患者より家族対応に追われる可能性もあるため，同乗の判断は慎重に行わなくてはならない。

　家族は普段と異なる患者の状態を目の当たりにして，さらなる危機状態に陥る可能性もある。その反応は家族の危機に対するコーピング，あるいは防衛機制であることを理解し，情緒的反応を否定せずに，家族の訴えに共感的態度で接し，傾聴を行い，傍に付き添い，タッチングなどを行う。

4．まとめ

フライトナースが救急現場で行う家族ケアは，患者の救命処置が優先されるため，家族ケアに集中することはできない．しかし，家族の心理的反応やニーズを把握し，患者家族擁護者である意識を持って可能な限りかかわることが求められる．家族への対応はすべてフライトナースで実施することは困難なときは，機長，整備士ら運航スタッフ，および救急隊などに具体的な内容で対応を依頼し，依頼した内容は必ず確認して，補足することが重要である．救急現場に居合わせた関係者全員がチームとなって家族対応を行うことが求められる．

文 献

1）荻野隆光 他：ドクターヘリ事業における患者関係者同乗に関する調査研究．日本航空医療学会雑誌 2008；9（1）：6-23．
2）山勢博彰 他：重症・救急患者家族のニードとコーピングに関する構造モデルの開発―ニードとコーピングの推移の特徴から―．日本看護研究学会雑誌 2006；29（2）：95-102．
3）Fultz JH. Air medical transport：what the family wants to know. Air Medical Journal 1993；12：431-5.
4）http://circ.ahajournals.org/content/vol112/22_suppl/#SECTION_
5）Edgington B：Transporting the family and other concerned parties aboard air medical aircraft. J Air Med Transp 1992；11（2）：11-3.
6）Brown J：Family Member Ride-Alongs during Interfacility Transport. Air Medical Journal 1998；17（4）：169-173.
7）川谷陽子：プレホスピタルでの患者と家族への対応，救急患者と家族のための心のケア．emergency care 2005夏季増刊号 2005：150-159．
8）丹羽由美子：フライトナースとその業務，フライトナースの業務，フライトナース実践ガイド．へるす出版，2008，pp71-78．
9）川谷陽子：フライトナースとその業務，患者・家族への対応，フライトナース実践ガイド．へるす出版，2008，pp115-127．

（向江　剛）

現場およびヘリ搬送中の処置介助

I 気管挿管

1．ポイント

①気管挿管物品の整備・確認を前提とし，現場到着前から，気管挿管の適応に関する情報を把握し，必要性を予測する。予測したならば，現場到着前の事前の酸素化の確認と指示を行う。

②接触時，挿管困難状態の有無・緊急気道管理の必要性について，各チームメンバーが収集した情報共有をもとに即時に捉え対応する。

③救急車から救急治療室までの移送時や，ヘリ搬送中の安全管理を徹底する。

2．適 応

①JCS Ⅲ-200以上，GCS 8点未満
②SpO₂ 90%未満の人工呼吸を必要とする急性呼吸不全
③外傷による重度のショック・下顎・口腔損傷
④誤嚥・気管内への出血・分泌物により気管吸引が必要な患者
⑤大量喀血時
⑥DNARの文書やブレスレットがないことを確認

気管断裂・外傷などで，経口のアクセスが困難なときは，経口気管挿管は禁忌となる。てんかん重積状態，下顎骨骨折や歯列など口腔内損傷で経口挿管が困難なときは，輪状甲状靱帯（膜）切開の適応となる。

3．準備（物品）

①挿管チューブ：小児＝カフなしチューブ4＋（年齢）/4mm直径），成人男性：8.0〜9.0mm，成人女性：7.0〜8.0mm
　※喘息時，アナフィラキシーショックによる喉頭浮腫には使用できる。最大径のチューブ（通常8mmか9mm）を用いる。
②喉頭鏡
③ビデオ喉頭鏡
　※大量の口腔内出血時，挿管困難事例，頸髄損傷を疑う事例では使用するとよい。
④潤滑油
⑤スタイレット
⑥マギール鉗子（上気道異物が疑われる場合）
⑦BVM
⑧カフ圧計あるいはカフ用シリンジ
⑨バイトブロック
⑩固定用テープまたは挿管チューブ専用固定具
⑪聴診器
⑫口腔内・気管内吸引セット（吸引器，吸引カテーテル）
⑬鎮痛・鎮静薬
⑭ETCO₂モニター
⑮輪状甲状靱帯切開の準備（挿管困難時）

表4-Ⅰ-1　LEMONの法則

外観（Look externally）
・顎や口にあるひげ：バッグマスクの密着と換気の妨げとなる。
・肥満：気管挿管・換気ともに困難をともなう。
・顔面の変形・下部顔面の外傷・入れ歯を外したことなどによる頬部の陥没のためマスクの密着，バッグによる換気に困難をともなう。
・出っ歯・口蓋や下額の急な後退・猪首のため経口による気管挿管が困難となる。
3-3-2の法則による評価（Evaluate the 3-3-2 rule）
経口挿管が可能かどうか，口腔軸として口に3本，咽頭軸として顎の下に3本，喉頭軸として首の上部に2本指を当て評価する。まず，十分開口してもらい上下の門歯間に指が3本入るかみる。次におとがいと口腔底（下骨）間に指3本をあて下額のスペースをみる。最後に甲状切痕と口腔底間に指2本をあて喉頭が頸より十分低い位置かをみる。
Mallampatiスコア（Mallampati）
口腔内に喉頭鏡と気管チューブ（endotracheal tube：ETT）が同時に入るスペースがあるかを評価する。口腔内が十分にみえ気管挿管に困難をともなわないClassⅠ〜硬口蓋しかみえず非常に困難が予測されるⅣまでの段階からなる。
気道閉塞（Obstruction）
喉頭の腫瘍・喉頭蓋炎・扁桃周囲膿瘍など上気道の閉塞を呈しうる病態や異物・気道への外傷・血腫がみられるときには，バッグマスクによる人工換気や喉頭鏡の使用が困難となる。
頸部の可動性（Neck mobility）
頸椎損傷など頸部の外傷，リウマチ性関節炎などの全身性の関節疾患，高齢者では，頭頸部の可動性が制限され，気管挿管および人工換気にも困難をきたすことが多い。頸部損傷の疑いがないならば，頭頸部が後方上向きにできるか素早くチェックする。

4. 手順

1) 現場到着前

現場での重複する実践内容に即時対応するため，予測される処置の物品は，可能であればあらかじめ準備し，シミュレーションのもと役割分担等についてヘリ機内で打ち合わせておく。

また，低酸素状態の有無を確認する。100％酸素10〜15L/分リザーバー付フェイスマスクで5分間投与すると，数分間の無呼吸があったとしてもSpO_2が90％以下にまで低下するのを防ぐことができる。そのため気管挿管が予測される事例では，到着前に確認・指示しておく。

2) 患者接触時

患者接触時，医師・看護師・救急隊間で以下の情報を把握し，アセスメント・評価の共有を行う。

意識障害，会話の有無，呼吸数，ショックの有無，出血・分泌物・嘔吐の程度，患者体型，頸部伸展の可動性，頸椎外傷の有無，ほか発症機転・発症時間・既往歴・服薬歴・アレルギーの有無など

気管挿管を困難にさせる要因を予測するための迅速なアセスメント方法として，LEMONの法則（**表4-I-1**），Mallampatiスコア（**図4-I-1**）が有用である。特に，上気道閉塞・アナフィラキシーショック・気管支喘息による不完全気道閉塞の徴候をとらえる。

3) 気管挿管に関する患者・家族への説明と承諾

本人の意思や家族より本人推定意思の確認が困難な場合，DNARの文書やブレスレットによる意思がないことを確認する。

4) 施行時の安全な場の確認と人員確保

気管挿管前に，心拍計・パルスオキシメーター・自動血圧計の装着，$ETCO_2$モニターを含む，上述した物品を準備する。頸椎損傷が疑われる場合は，頭部後屈による伸展が困難なため，頸椎保護の役割を担う人員を確保する。

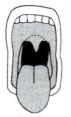 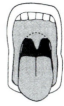
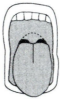 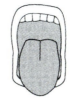

クラスⅠ：軟口蓋，口蓋垂，口峡，口蓋弓が見える 挿管困難なし

クラスⅡ：軟口蓋，口蓋垂，口峡が見える 挿管困難なし

クラスⅢ：軟口蓋および口蓋垂の基部のみ見える やや挿管困難

クラスⅣ：硬口蓋しか見えない 非常に挿管困難

図4-I-1 挿管困難を予測するためのMallampatiスコア

5) 気管挿管の手順

医師が行う手順	看護師による介助手順・観察・管理
・患者の頭側に立ち，患者の頭部をsniffing positionにし，BVMにて酸素化を行う。 ・自発あるいはBVM換気による両側胸郭の挙上を確認する。	・入れ歯の有無を確認し，入れ歯を除去する。 ・除去した入れ歯は，紛失することのないよう他の私物と同様に保管し，救急車内に忘れないよう配慮する。 ・医師の指示の下，鎮痛・鎮静薬を投与する。 ・救急車内での挿管時，車内のストレッチャー位置の関係上，医師は患者の頭側に立ち，介助する看護師は患者の右側に立つ。

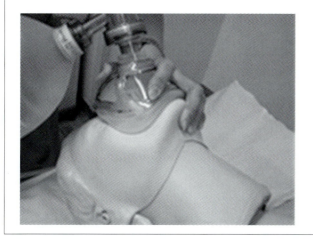

- BVMをはずし，cross-finger法（母指と示指を交差させてひねる方法）にて開口する。

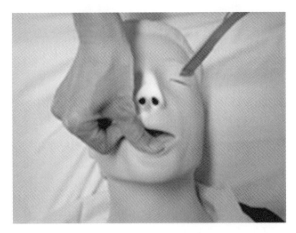

- 救急車内の吸引器が使える状態であることを，救急隊に確認しておく。
  ※屋外で気管挿管を行う場合は，持ち出し用の吸引器を忘れずに携行する。
- 口腔内の分泌物を吸引する。
- 口腔内に出血や分泌物があると誤嚥の可能性があるため，すぐに吸引できるよう準備をしておく。

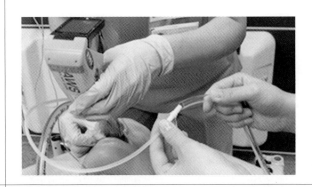

- 喉頭鏡を持ち，ブレードを口角から口腔内に入れる。
  ※頸椎損傷がある場合または疑われる場合は，頸部を中立位に保ち，前屈や後屈は避けなければならない。そのため，救急隊に頸椎保持を依頼する。

- 低酸素血症の徴候（意識レベルの低下・頻脈・血圧上昇・皮膚冷感・発汗・頭痛・頭重感・不穏），バイタルサイン，SpO_2モニタの変化，チアノーゼなど，酸素化の指標となる臨床症状を観察する。同時に患者の状態を適時伝えながら，安全に実施できるよう努める。
- 患者の全身状態を経時的に記録する。

- 喉頭鏡全体を前上方に持ち上げて喉頭展開し，声門を確認する。そして，介助者から右手に気管挿管チューブを渡してもらい，声門へ進める。

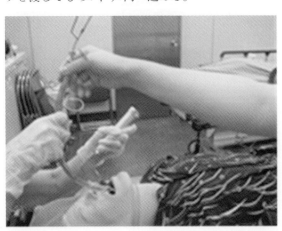

- 医師が声帯を確認したまま，視野を離すことなく気管挿管チューブ先端10cmのマーキングラインより上方を保持できるように，看護師はチューブの上方を持ち医師の右手に気管挿管チューブを確実に渡す。

- 気管挿管チューブのマーキング位置が声帯を越えて1〜2cmの位置に来るまで挿入する。
- 挿入終了後，スタイレット抜去の指示を出す。

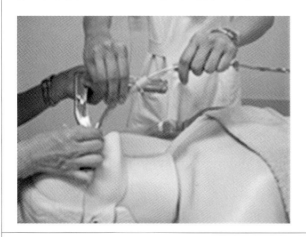

- スタイレットを抜く。

- 挿入の長さを医師に確認し，カフを膨らませる。カフ圧は20〜27cmH$_2$O（15〜25mmHg）以下，リークを生じない最小の空気量5〜10mL程度を注入する。
- BVMを気管挿管チューブに接続する。

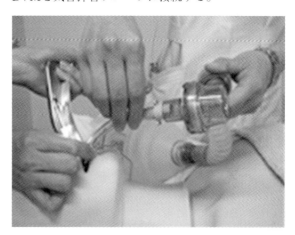

- 介助者がバイトブロックを口角より奥歯に向けて挿入した後，喉頭鏡を抜く。
- 気管挿管チューブがテープで固定されるまで離さず手で支持しておく。

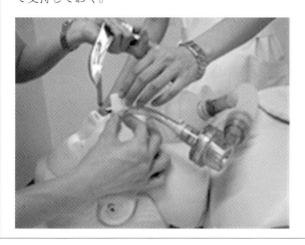

- 気管挿管チューブを歯で破損しないように保護するため，バイトブロックを口角より奥歯に向けて挿入する。

- 心窩部と両側上・下肺野の5点を聴診で確認する。
① 呼気に合わせて気管挿管チューブ内に曇りが生じているか。
② 聴診にて心窩部（胃）にゴボゴボという音がしないか。
③ 換気で胸郭が左右均等に挙上するか。
④ 聴診にて肺野に呼吸音が聴取され左右差がないか。
⑤ 酸素が投与され，BVMの膨らみはあるか。

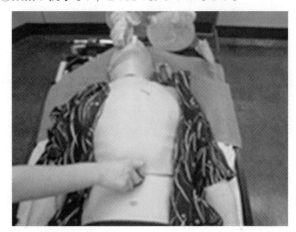

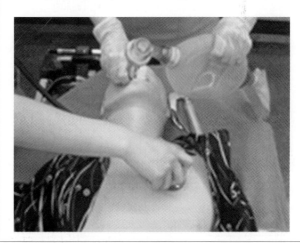

- 声門通過時の気管挿管チューブのマーキング位置に応じた口角の固定位置を支持する。

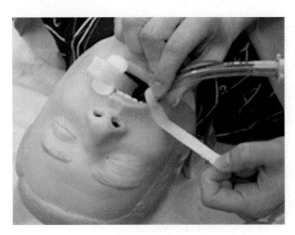

- 気管挿管チューブの固定位置を医師に確認し，口角の位置でテープもしくは専用固定器具で固定する。

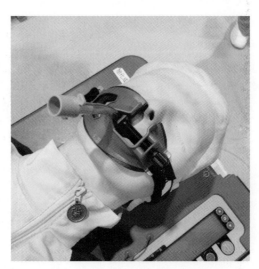

・口腔・気管内分泌物の吸引を行う。

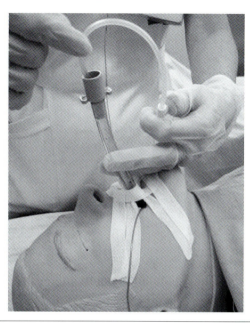

・ETCO$_2$モニターを装着する。波形が出ない場合は，CO$_2$の上昇がなければ食道挿管を考慮し，再挿管を検討する。

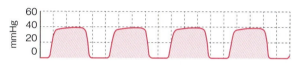

図　ETCO$_2$モニター波形
（AHA ACLSプロバイダーマニュアル2010．p74より引用）

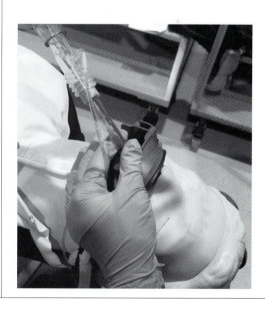

・口腔・気管内分泌物の吸引を行う。

- ヘリへの搬入など移動時には，挿管チューブの事故抜去がないように管理担当者をおく。ヘリ機内に患者を搬入する際には，フライトナースが先にヘリに乗り，患者を受け入れる。このとき医師と声をかけ合いながら，挿管チューブ管理を医師からフライトナースが引き継ぐ。
- 患者移動後は，チューブの位置異常，呼吸状態，酸素化の状態など安全確認を行う。

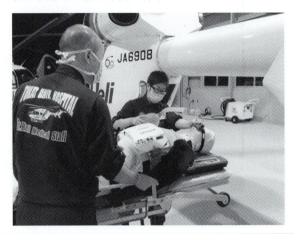

6) 病態に応じた気管挿管の考慮すべき留意点

気道熱傷：顔面熱傷・口腔・咽頭粘膜の煤の付着・発赤・浮腫・喘鳴など気道狭窄の徴候は，発症から数時間後には高度の浮腫により気道管理困難な状態へと陥る危険が非常に高い。早い時期から覚醒下気管挿管などによる気道確保を行う。

アナフィラキシーショック：喉頭浮腫により急速に気道閉塞状態に陥るため，BVM換気や挿管困難となるため，輪状甲状靱帯切開を念頭に置いて対処する。

5．搬送時の安全管理

救急車内からヘリや救急室移動後に必ず実施・確認する。

① 患者の呼吸状態，胸郭の動き，呼吸数，SpO_2，$ETCO_2$，呼吸音の確認

② DOPEの確認
- Displacement：チューブ位置の異常
- tube Obstruction：チューブの閉塞（分泌物など吸引による粘液栓の除去・屈曲の解除）
- Pneumothorax：気胸（皮下気腫・頸静脈怒張・胸郭挙上制限・呼吸音減弱）
- Equipment failure：機器不具合（カフの破損・損傷・BVMの弁の緩み・リザーバーバックのはずれ）

③ 受け入れ施設へ帰着後，すぐに胸部X線での位置の確認とカフ圧の確認を行う。

6．まとめ

気管挿管の適応に関する事前情報に基づく，ヘリ機内でのブリーフィングとイメージシミュレーション，換気・挿管困難に関する各チームメンバーが収集した情報・分析・評価内容の共有といったハドル，病態に応じた手技の選択と安全な挿管，搬送に対する協働実践が肝要となる。

文献

1) 杉山　貢　監：救命救急センター初期治療室マニュアル，羊土社，2001.
2) 日本蘇生協議会　監：AHA心肺蘇生と救急心血管治療のためのガイドライン2005，中山書店，2006.
3) 日本救急医学会　監：救急認定医のための診療指針，へるす出版，1994.
4) Ron M. Walls：緊急気道管理マニュアルERスペシャリストを目指す人のためのアドバンステクニック，メディカル・サイエンス・インターナショナル，2003.
5) American Heart Association：BLS for Healthcare Providers Student Mannual, 2006.
6) B. Stephanie：Acute and chronic airway obstruction, Pediatrics 2006：164-168.

（黒田　啓子）

II 輪状甲状靱帯（膜）切開

1．ポイント
①輪状甲状靱帯切開は緊急時の気道確保時のみに用いられる外科的手技であり，緊急時には迅速に対応することが要求される。
②患者の気道が開通しているのか，呼吸ができているかに十分注意を払い，有効な換気ができていなければ，輪状甲状靱帯切開の準備が整うまで輪状甲状靱帯穿刺の処置の介助やBVM換気などを行い，換気が維持できるようにする。
③輪状甲状靱帯切開の手順を理解し，必要になった際は迅速に準備・処置の介助を行う。

2．適 応
確実な気道確保の適応があるにもかかわらず，経口気管挿管ができない場合である。

・気道浮腫，気道熱傷，上気道異物，顔面外傷など

3．準備（物品）
①5～7mm気管切開チューブまたは気管挿管チューブ
②スタイレット
③注射器
④消毒（イソジン®綿球・キット）
⑤滅菌手袋
⑥メス
⑦曲がりペアン
⑧BVM，ジャクソンリース回路
⑨他にガーゼ，吸引チューブ，固定用紐など

4．手 順

医師が行う手順	看護師による介助手順・観察・管理
・輪状甲状靱帯を同定する。 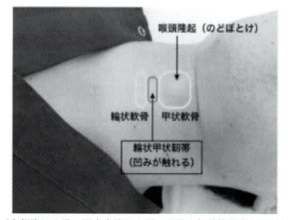 （志賀隆ほか監，則末泰博ほか編：必勝！気道管理術ABCははずさない．秀潤社，2015，p113．より引用）	・必要物品を準備する。 ※医師が滅菌手袋を装着している間，頸部，胸部の広範囲なイソジン®消毒を行うこともある。 ・救急車内吸引器に吸引チューブを接続し，すぐに使用できるように準備をする。 ・酸素投与を継続し，救急隊と協力しながら，輪状甲状靱帯切開後すぐに補助換気ができるようにBVM，もしくはジャクソンリース回路を接続する準備を行う。

- 救急車内は狭く物品の配置場所も制限されるため、物品は出しやすく、処置の妨げにならない場所を選ぶ（写真内の赤丸箇所など）。
- ※救急車のストレッチャーは右側にスライドできるものもある。傷病者の状態により、左側にスペースを取ることも考慮する。

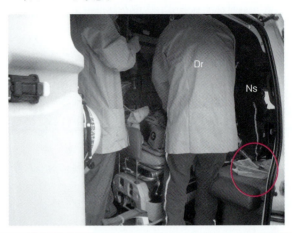

- 上顎〜前胸部にかけ、広範囲にイソジン®消毒を行う。
- 滅菌手袋を装着する。
- メスで皮膚、続いて靭帯を切開する。

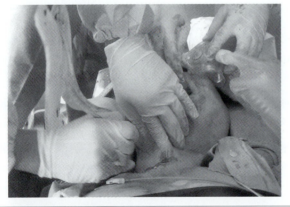

- 清潔野にガーゼ、気管切開チューブ（挿管チューブ）、その他機械器具類を出しておく。挿管チューブの場合は、スタイレットを通し、すぐに手渡せるようにする。メス、針などの危険物は、危険のないように処理する。

- 曲がりペアンで切開口を拡張する。

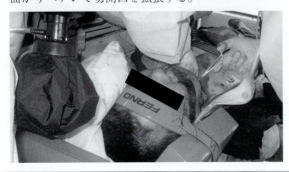

・気管切開チューブ（挿管チューブ）を挿入する。 ・吸引と補助換気を実施する。 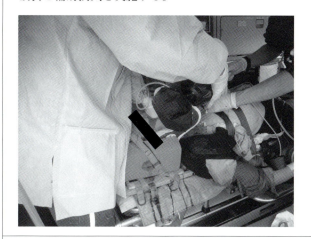	・挿入後にカフを入れ、吸引と補助換気を実施する。 ・固定を行う。気管切開チューブの場合は、ネックテープ、固定紐などで固定する。挿管チューブで代用した場合は、チューブの固定は困難である。手でチューブを把持して固定を行い、抜去や位置ずれを防止するため頭部とチューブを固定する。 ・意識レベル、バイタルサインの確認を行う。また、皮下気腫などがある場合は、皮下気腫の増大や換気抵抗に注意する。
	・ヘリ機内のストレッチャーには、機内汚染防止のため、あらかじめ吸水パッドを敷く。 ・気管切開チューブ（挿管チューブ）、点滴ラインなどの付属物に注意し救急車から移動する。 ・搬送中も傷病者の状態に注意して観察を継続し、吸引など必要な処置がすぐに実施できるように準備しておく。

5．まとめ

　救急車内という狭い空間での処置・介助であり、物品の配置場所や、危険物の処理などはいつも以上に注意する。搬送中の気道管理も重要で、固定が不十分なことによる事故抜管の危険性にも十分注意しなければならない。気管挿管チューブの挿入部位を把持し、フライトクルー、消防と協力しながら移動を実施し、BVMやジャクソンリース回路の酸素チューブが絡んだり、引っかかったりしないように配慮することが必要である。また、分泌物や出血により換気が困難になっていないか、気胸が存在する場合に補助換気を行ったことによる緊張性気胸が出現していないかなど医師と協力して確認するなど、常に傷病者の状態に注意を払う必要がある。

文献

1) 日本外傷学会、日本救急医学会監、日本外傷学会外傷初期診療ガイドライン改訂第4版編集委員会編：外傷初期診療ガイドラインJATEC．へるす出版、2012．
2) ポールL．マリノ著、稲田英一監訳：The ICU Book Third Edition．メディカル・サイエンス・インターナショナル、2012、p426．

（中村　美幸）

III 胸腔ドレーン挿入

1．ポイント
①外傷による致死的6損傷のうち緊張性気胸では，胸腔ドレーンを挿入する必要がある。
②胸腔ドレーン挿入に伴う合併症および感染に注意して，診療の介助および観察を行う。
③身体観察を十分に行い，迅速な判断と対応（ドレーン管理）および異常の早期発見に努める。

2．適応
外傷性気胸（緊張性気胸は絶対的適応），特発性気胸，外傷性血胸，胸腔穿刺による肺損傷などである。

3．準備（物品）
①皮膚消毒薬，滅菌シーツ，滅菌手袋
②局所麻酔（1％リドカイン），局所麻酔用10mL注射器，注射針（21〜23G）
③尖刃メス，曲ペアン鉗子
④縫合絹糸またはナイロン糸，針，持針器，クーパー
⑤トロッカーカテーテル（成人気胸：24〜28Fr, 血胸：28〜36Fr, 15歳以下の小児：8〜16Fr），持続ドレナージキット（チェスト・ドレナージ・バッグ，気胸セット）
⑥固定用テープ

4．手順

医師が行う手順	看護師による介助手順・観察・管理
・初期治療：気道確保，呼吸管理，末梢静脈路を確保しておく。 ・気胸・血胸の診断：超音波により胸腔内の気体・液体の存在を確認する方法が最も確実である。	・モニタリング（血圧，脈，呼吸数，SpO_2，$ETCO_2$）を行い，常に急変時に備える。 ※陽圧換気時の緊張性気胸は，急激に循環不全に陥る可能性が高いため，挿管前に事前に胸腔ドレーンを挿入したほうが安全な場合もある。また血胸の場合，出血性ショックを引き起こすため，早期から輸液を開始し，搬送を急ぐ場合もある。さらに，ドレナージによってもショックが改善せず，排液が持続する場合には，開胸止血術も考慮する。 　緊張性気胸では，臨床所見（バイタルサイン，呼吸音消失，気管変位，鼓音，頸静脈怒張など）からのみで判断する必要がある。 ・患者にカテーテル挿入の目的について説明し，可能であれば患者を仰臥位，またはファウラー位とし，チューブ挿入側の上肢を挙上する。その際，スタンダードプリコーションを励行し，滅菌操作で行えるよう介助する。
・チューブの胸腔内への挿入部位は，第4肋間または第5肋間，中腋窩線の前方とする。この部位を中心に広く皮膚消毒を行い，局所麻酔を行う。	

- 皮膚穿刺部位に肋間の走行に沿って2〜3cmの皮膚切開をおき，皮下組織，肋間筋，胸膜をペアン鉗子で穿破する。ペアン鉗子に沿って指を胸腔まで挿入し，チューブの挿入トンネル経路を十分作成する。さらに指先で胸腔内に肺が触れるので胸膜と肺の癒着を確認し，癒着があれば指先で剝離するか挿入経路を変更する。

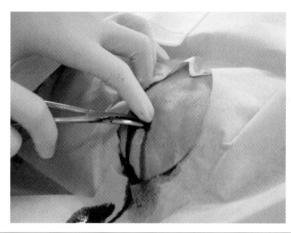

- あらかじめ套管針を抜いた状態でチューブ先端をペアン鉗子で把持し，トンネル経路に沿って胸腔内まで誘導する。胸腔内に誘導したチューブは，肺の背側を肺尖部方向に進める。チューブの側孔が完全に胸腔内に入るまでチューブを進め，チューブをペアン鉗子でクランプする。

- チューブ挿入のための皮膚切開部は緊密に閉鎖し，空気や液体の漏れがないように皮膚と皮下組織を縫合閉鎖する。

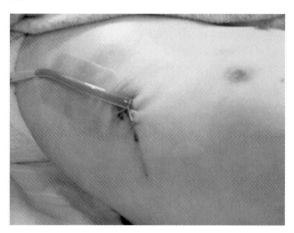

- チューブに低圧持続吸引式ディスポーザブルドレナージキットまたは気胸バッグに接続し，必要に応じて吸引を開始する。
- チューブの滑脱が起こらないように固定する。搬送を急ぐ場合には，粘着度の高いテープによる固定のみでも良いが，搬送時の引き抜きに十分注意する。

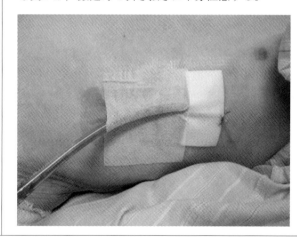

- 体内に貯留したガスは，高度が高くなるにつれて膨張するため，ヘリ機内で呼吸状態が悪化することがある。そのため，機内に収容する前に適切な減圧処置が必要である。もし，機内で気胸の増悪を認識した場合には，14〜18G針で緊急脱気（胸腔穿刺：鎖骨中線上第2または第3肋骨上線を穿刺）を行う。
- フレイルチェストでは，治療の原則は気管挿管と陽圧換気であるが，用手による胸壁運動動揺部の圧迫あるいは，ガーゼ固定で呼吸状態の増悪を防止できるような場合は，現場滞在時間の短縮を目的にガーゼ固定だけで搬送を考慮する。
- 開放性気胸では，治療の原則は創閉鎖および胸腔ドレーンであるが，現場であることを考慮し，ラップ等で下辺だけを開放し，空気の胸腔内流入を防ぐ3辺をテーピングだけを行う。

- 低圧持続吸引式ディスポーザブルドレナージキットを使用する場合は，−5〜−15cmH₂Oの陰圧で吸引する。バイタルサイン，吸引量，呼吸音の変化を観察し，エアリークの有無やチューブ挿入部の観察を経時的に観察する。また，何らかの原因でチューブが閉塞した場合にはドレナージ効果が得られず，気道，呼吸循環動態に変調をきたす可能性がある。身体観察を十分に行い，異常の早期発見に努める。

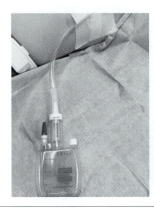
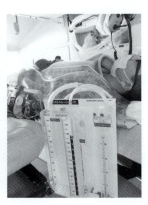

- 搬送途中に圧迫やねじれによるチューブの変形や滑脱が起こらないように十分注意して搬送できるように，クルーや救急隊の協力を得る。ドレナージキットは，担架のベルトを使用するなどして固定を工夫する。
- ヘリ機内で呼吸音を聴取することは困難なため，皮下気腫の増大や気管変位，呼吸数や呼吸様式，胸郭挙上，SpO₂，呼吸苦などを注意深く観察し，気胸の増悪をいち早く認識して対応する必要がある。

5．まとめ

病院前診療において，緊張性気胸・血胸への対応は携行資器材である超音波による画像診断で血気胸を認識し，時間をかけずに胸腔ドレーンが挿入される。そのため，現場で処置をすることで生じる合併症と感染を常に考慮しながら処置介助および観察をしなければならない。また，ショック状態である場合には，胸腔ドレーン挿入と並行し気管挿管がなされ，一刻も早く呼吸・循環動態の安定化を図る必要がある。常に患者の状態を評価し，最善最大限の処置・ケアを提供するスキルが求められる。

文献

1) 日本救急医学会監：救急診療指針改訂第4版．へるす出版，2011，pp151-154.
2) 八木貴典：ドクターヘリにおける現場対応と搬送．救急医学 2014：375-380.
3) 林靖之：ドクターカーにおける現場対応と搬送．救急医学 2014：381-464.
4) 稲田麻衣：緊張性気胸に伴うショックの診断・治療．救急医学 2015：603-607.
5) Debra J他編：AACNクリティカルケア看護マニュアル原著第5版．エルゼビア・ジャパン，2007，pp104-118.

（宮崎　博之）

Ⅳ 電気的除細動・経皮ペーシング

1 電気的除細動

1．ポイント
①除細動施行時は，必ず機長に承諾を得てヘリスタッフ全員で情報共有する。
②除細動の指示が出たら，患者が医師や救急隊，自分に触れていないか，酸素ははずしているかなどを確認し，安全確保を行う。

2．適応
心室細動（VF）や心室頻拍（VT）などの致死的不整脈に対して行う。

3．準備（物品）
①呼吸心拍監視モニター
②除細動器
③除細動パッド（成人，小児）

4．手順

医師が行う手順	看護師による介助手順・観察・管理
・現場に向かうヘリ機内で，除細動器使用の可能性があることをスタッフへ伝達し情報共有を図る。 ・救急隊との情報交換時，除細動器使用しているか確認をとる。可能であれば除細動器のメーカーを確認する。	・除細動器・除細動パッドの準備をする。
・救急車内で患者接触時，除細動パッド装着の有無を確認する。装着がなければパッドの装着を指示する。	・救急隊がパッドを使用している場合は，そのまま引き継げるかを確認する。 ・電極パッドを貼る前に，患者の胸や背中が濡れていないか，周囲に水などがないか，金属製のものはないかなど確認する。 ・除細動パッドを右鎖骨直下と心尖部に隙間を作らず，モニター電極，リード線に重ならないように装着する。体の小さい小児の場合，前胸部と背部に装着する。
・心電図波形を確認し，頸動脈触知後に除細動使用の指示を出し，エネルギー量を伝達する。 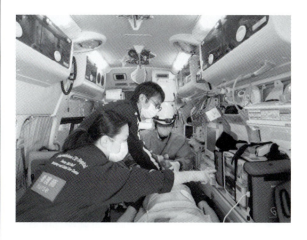	・出力エネルギーのつまみを回しエネルギー量を設定する。除細動機器が単相性か二相性波形かを確認し，単相性波形では360J，二相性波形では120〜200Jに設定する。不明な場合は，使用可能な最大エネルギー量を使用する。小児は初回2〜4J/kg，最高で10J/kg以下に設定する。 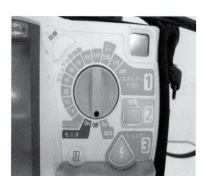 1. 出力エネルギー 2. 充電ボタン 3. ショックボタン
・充電開始の指示を出す。	・本体の充電ボタンを押し充電を開始する。

- ショックをかける指示を出し，実施者本人が患者から離れているか，患者周囲の人物は患者から離れているか，酸素は患者から離れているかなどの確認を行う。

- 医師・救急隊とともに声かけをし，お互い注意事項を確認する。狭い救急車内で使用するため，患者が医師や救急隊，自分に触れていないか，酸素ははずしているかなどの安全確保を行う。

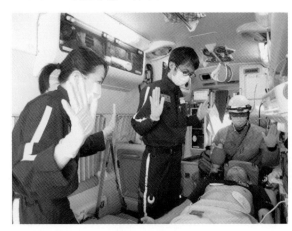

- ショックボタンを押す。

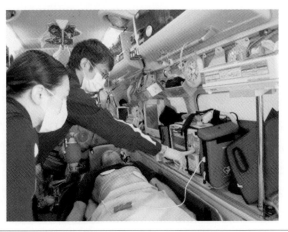

- ショック後，胸骨圧迫を開始し，補助換気の指示を出す。2分ごとに頸動脈触知，心電図波形の確認を行う。

- 静脈路確保を行い，アドレナリンなどの薬剤投与を行う。

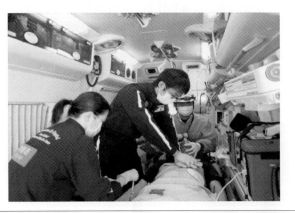

- ヘリへ移動する準備が整ったら，移動の指示を出す。ヘリ機内へ移動時も2分ごとに心電図波形・頸動脈触知を行いショックをかける。

- 除細動パッドのコネクターをヘリ機内の除細動器のコネクターに接続する。ヘリ移動時，自動胸骨圧迫システムを併用すると安全でよい。

- ショックをかけるタイミングを機長に伝える。ヘリ機内で行う除細動は，電流を放電し機内の計器に支障をきたす可能性があるため，ヘリスタッフ全員が除細動器使用について情報共有しておくことが必要である。

- 狭いヘリ機内で使用するため，患者がヘリスタッフに触れていないか，酸素ははずしているかなどの安全確保や，心拍音の聴取が困難であるため画面の心波形を観察する。

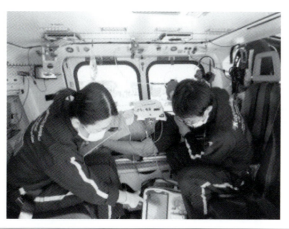

- ショックをかけ補助換気を開始する。

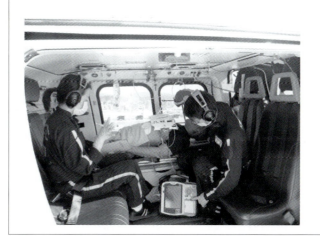

- 自動胸骨圧迫システムを作動させ，波形，処置を記録する。

2 経皮ペーシング

1．ポイント
①徐脈の場合には経皮ペーシング使用を予測し，除細動パッドを準備する。

2．適応
経皮ペーシングは，ペーシング機能付き除細動器を使い，胸に貼った除細動パッドを通じて行う一時的なペーシングである。設定されたペーシングレートとペーシング強度に基づいて，パルス発生回路から出力されたパルスは患者回路，電流増幅回路を経て除細動パッドへ出力される。

適応は，血行動態が不安定な徐脈，ACSで徐脈性不整脈（症候性洞性不整脈・Mobitz II型2度房室ブロック・3度房室ブロック）を認める場合である。

3．準備（物品）
①除細動器
②除細動パッド
③呼吸心拍監視モニター
④鎮痛・鎮静薬

4．手 順

医師が行う手順	看護師による介助手順・観察・管理
・心電図波形を確認し，経皮ペーシングの指示を出す。 ・意識がある場合は，鎮痛・鎮静薬投与の指示を出す。 ・鎮痛・鎮静薬投与後，心電図波形と意識レベルの確認をナースとともに行う。 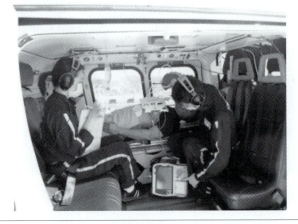	・除細動器・パッドを準備し，パッドを装着する。 ・出力エネルギー／モード選択つまみをペーシングデマンドに合わせる。 ・鎮痛・鎮静薬の指示があれば投与する。 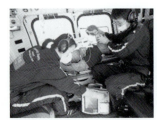 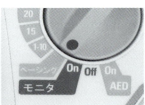
・ペーシングレートの指示を出す。	・ペーシングレートを設定する。 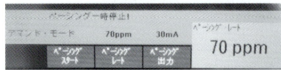
・鎮痛・鎮静ができたら，ペーシングスタートボタンを押す。	・安全確認を行う。

5．まとめ

　ヘリ機内で行う除細動は，電流を放電し計器に支障をきたす可能性があるため，ヘリスタッフ全員が除細動器の使用について情報共有しておくことが必要である。また，狭い機内で使用するため，患者がヘリスタッフに触れていないか，酸素をはずしているかなどの安全確保や，心拍音の聴取が困難であるため画面の心波形を観察することが重要である。

　除細動は，心肺停止や心波形の異常時に迅速に実施される処置の一つである。日頃から除細動器の使用法を熟知し，安全に留意しながら使用できるよう訓練することが必要である。

（山口万里子）

Ⅴ 開　胸

1．ポイント
①安全かつ迅速に処置を行う
②プライバシーの保護
③感染防止

2．適　応
ほとんどが外傷症例であり，以下の処置が必要とされる切迫心停止例。
①開胸心マッサージ
②肺門部遮断
③心タンポナーデ解除
④胸腔内の出血コントロール
⑤胸部下行大動脈遮断

3．準備（物品）
開胸に必要な器械は，最低限必要な物を単包化しておくとよい。また，体腔内にガーゼを入れパッキングを行う場合もあるため，プレホスピタルではガーゼより大きいX線タオルを使用する（図4-Ⅴ-1）。体腔内にガーゼが残ることなくカウントしやすい。

1）開胸セット（図4-Ⅴ-2）
①バット
②大動脈遮断鉗子
③開胸器
④有鈎鑷子
⑤長クーパー
⑥ケリー鉗子弱弯
⑦ケリー鉗子強弯
⑧サテンスキー
⑨X線タオル2枚
⑩肺門部遮断鉗子
⑪メス（円刃）
⑫滅菌鋏

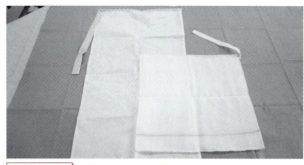

図4-Ⅴ-1　X線タオル（左），X線ガーゼ（右）

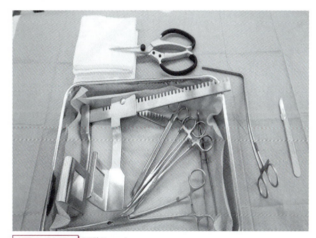

図4-Ⅴ-2　開胸セット

⑬フォーリーカテーテル（12Fr・18Fr）
⑭10ccシリンジ

2）感染防御の実施
ゴーグル，マスクまたはフェイスシールド付マスク，ガウン，滅菌手袋（医師），未滅菌手袋（看護師）の装着。

3）プライバシーの保護
救急車内で実施する場合は，救急車のドアはすべて閉める。事故現場などの屋外で実施する場合は，救急隊や消防隊，警察に協力してもらい患者をブルーシートなどで囲う。

4．手 順

医師が行う手順	看護師による介助手順・観察・管理
	・左前側方開胸を実施するため，患者左側面に医師が入れるようストレッチャーを救急隊に寄せてもらう。 通常の位置　　　　　　寄せた状態
・患者の衣服を裁断し，左上肢を挙上する。 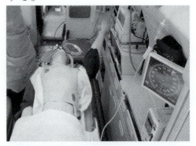	
・術野の消毒 ・滅菌手袋の装着 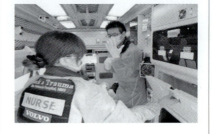	・消毒薬を医師に渡す。 ・滅菌手袋を医師に渡す。 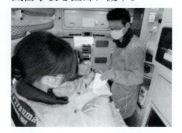 ・開胸セットを術者の近くに開き，器械カウントを行う。 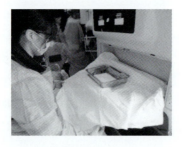 ・器械台に代わりに棚の扉または患者の足元に置く。 ・メスを医師に渡す。 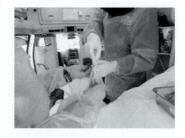

・左前側方開胸を行い開胸器にて術野を確保する。 ・大動脈遮断を行う。 ・胸腔内の損傷部位の確認を行う。 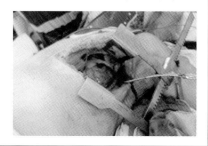	・開胸開始時間，大動脈遮断開始時間，損傷部位，自己心拍再開時間，行った処置内容，バイタルサイン変化の観察とその内容を経時的に記録する。
・心タンポナーデの場合には，心囊膜を切開しタンポナーデの解除をする。 心損傷がある場合は，手指にて圧迫止血するかフォーリーカテーテルを損傷部位から挿入しバルーンを拡張させ止血を図る。	・タンポナーデ解除時，バイタルサインの変化を観察する。 ・フォーリーカテーテルを器械台に出す。 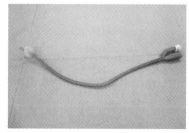 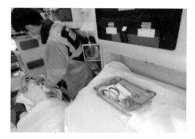 　　フォーリーカテーテル　　　　　　器械台
・肺門部遮断が必要な場合には，肺門部へアプローチができるように靱帯を切離する。 肺門部遮断鉗子にて肺門部を遮断する。	・肺門部遮断鉗子を器械台に出す。 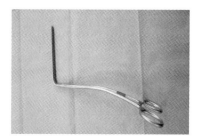 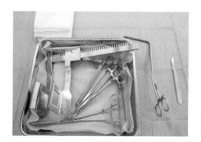 　　肺門部遮断鉗子　　　　　　　　器械台 ・肺門部遮断開始時間の記録をする。
・胸骨横断開胸（Clam-shell thoracotomy）が必要な場合には，切開を右側胸部まで延長する。 胸骨を滅菌鋏にて切断し損傷部位の確認をする。	・滅菌鋏を器械台に出す。 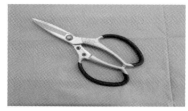 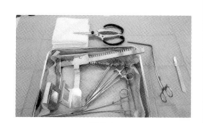 　　　滅菌鋏　　　　　　　　　　　器械台 ・損傷部位の観察と記録をする。

・心停止した場合には，開胸心マッサージを行う。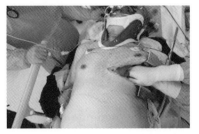	・心停止時間の確認と記録を行う。 ・蘇生薬の準備と使用時間の記録を行う。
・搬送準備：使用した器械を開胸セットのバットに片づける。創部をX線タオル等で被覆する。	・ストレッチャーが汚染されないよう防水シーツや吸水シーツなどで覆う。ヘリ機内には血液が機外等に流れ汚染しないようブラッドダム（床の一部をプラスチック製の板等で囲う）を作る。このとき整備士に協力を得る。 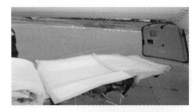 ストレッチャーの養生 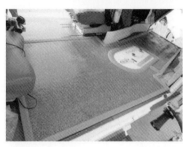 ブラッドダム
	・使用したメスや器械をカウントする。また，メスを針入れボックスに入れる。 ・使用した開胸セットは器械が包んであった包布に包みビニール袋に入れバッグに収納する。 ・患者を救急車外に搬出後，車内に使用した物品が落ちていないことを，救急現場では患者が場を離れた後に使用した器械や物品が落ちていないことを確認する。
・開胸心マッサージの手が止まらないよう，また挿入されているラインが抜去されないようゆっくり移動を開始する。	・消防や警察にブルーシート等でプライバシーを保護できるよう依頼する。 ・移動時は創部が汚染されないようX線タオルや吸水シーツで覆う。 ・ヘリ機内ですぐにモニター装着，酸素投与（人工呼吸器），薬剤投与ができるよう準備をする。
・搬送中の治療の継続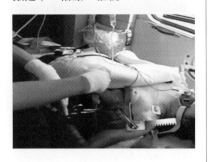	・処置の継続 ・バイタルサイン変化の観察と記録

	・搬送先施設に到着したら，氏名，年齢，現病歴，発症時間，救急隊覚知時間，FASTの所見，開胸開始時間，大動脈遮断開始時間，損傷部位，家族連絡の有無等について受け持ち看護師へ申し送りをする。
	・片づけ：ストレッチャーや機内はすべて次亜塩素酸ナトリウムにて拭き取りを行う。使用した器械は洗浄，点検後滅菌に出す。

5．まとめ

　プレホスピタルでの開胸術は救急室で行う開胸術と違い，「人・物・時間」が限られる。また，救急車内や救急現場という環境下で行うため，決して手術場としての環境がよいものではない。目の前にいる切迫心停止の患者に対し最大限行える治療である開胸心マッサージでは，医師，看護師だけではなく現場にいる救急隊やドクターヘリのパイロット，整備士と協力し迅速かつ安全に医療機関に搬送しなくてはならない。

文献

1) 益子一樹，松本尚：救急室開胸術．救急医学 2013：914-918．
2) 重光修：開胸心式マッサージ，改訂第4版救急診療指針．へるす出版，2011，pp219-221．

（大森　章代）

VI 止血（圧迫，縫合）

1．ポイント
①活動性外出血の止血は，初期評価で行う重要な処置の一つである。
②外出血に対する止血の基本は，直接圧迫止血である。

2．手 順

1）直接圧迫止血法（用手的圧迫止血法）
直接圧迫止血法は頭部，顔面，頸部，腰背部，四肢など，圧迫部の背後に骨のような硬い組織があるところでは効果が大きい。

＜手順＞
①出血部位より大きい厚手の滅菌ガーゼなどを準備する。
②創傷部にガーゼを当てて手のひらなどを使い，真上からガーゼとともに創傷部全体を圧迫する。
③出血持続中は手を動かさずに圧迫を続ける。
④止血したらガーゼを弾力性のある包帯やテープなどで固定する。
⑤血液で濡れたガーゼやタオルは止血効果が低下するので新しいものと交換する。その際，濡れたガーゼを除去して創部を露出することにより再出血を助長させる可能性があるため慎重に交換する。
⑥直接圧迫止血法で止血が得られない時は，止血ドレッシングを使用する場合がある。

2）止血帯止血法
直接圧迫や間接圧迫で止血不能な四肢の外傷が適応となる。止血効果は確実であるが，循環障害や神経損傷，再灌流症候群の発生の危険性があるので注意が必要である。

＜手順＞
①幅の広い帯状の止血帯，ターニケット，エスマルヒ駆血帯などを用いる。ターニケットの代用として血圧測定用のマンシェットを使用することもある。これらの医療資器材がない場合は三角巾や包帯などで代用する。
②出血部位より中枢側に止血用器材を装着して緊縛する。細いひもなどで緊縛すると動脈や神経などの重要組織を損傷する危険性があるため，止血帯は少なくとも幅が3cm以上あるものを用いる。
③中途半端な緊縛は，動脈を閉塞させることなく静脈のみ閉塞させることで，かえって出血量を増やすことがあるので注意する。緊縛では収縮期血圧の2.5倍の圧で外出血を止めることができる。ターニケットを用いる場合の圧の目安は，成人上肢250～300mmHg，下肢450～500mmHgである。
④長時間の緊縛は末梢組織の虚血による障害を引き起こす。緊縛を開始した時間を確実に記録して，30分を超える場合には一時的に緊縛を緩め1～2分間血流を再開させる必要がある。この時，直接圧迫止血法を併用し出血量をできるだけ少なくする必要がある。

3）間接圧迫止血法（止血点止血法）
簡便な方法ではあるが，圧迫部位の確認が困難であることや，側副血行路が存在し，止血が不確実である。
出血部位より中枢側の動脈を指や手などで圧迫して血流を遮断する。

3．まとめ
プレホスピタルにおいて出血に対する正しい対応は，外傷での循環血液量の維持に欠かせない緊急処置である。止血のための技術を向上させ，処置による創部の損傷，新たな出血，疼痛が増強しないように愛護的な処置を心がけることも必要である。

（濱　武）

VII バイタルサイン測定（血圧と体温）

1. ポイント

①血圧測定では，上腕動脈の拍動が最もよく触れる位置を指で確認し，マンシェットの指示マークを合わせる。ヘリ搬送中は振動のため正確な血圧測定が困難な場合があるため，特にマンシェットの巻き方には注意が必要である。

②ヘリ搬送中は，モニタアラームが聴こえない特殊な移送環境であることを考慮し，患者の皮膚や橈骨動脈を触知しながら，皮膚の冷感・湿潤の有無，脈が弱くて速くないか，CRT（capillary refill time：毛細血管再充満時間）が延長していないか，意識レベルが低下していないかなど，触診や視診を駆使してショックの発見を遅らせない。

③体温計で体温を測定するだけではなく，自分の手で患者の皮膚の温度や皮膚の状態，皮膚の色を同時に観察する。

④体温異常があり意識障害もみられる場合は，重症と考えて対応する。

2. 血圧

自動もしくは手動加圧式血圧計を用いて測定する。マンシェットの巻き方は，上腕動脈の拍動が最もよく触れる位置を指で確認し，マンシェットの指示マークを合わせる（図4-VII-1）。ヘリ搬送中は振動のため正確な血圧測定が困難な場合があるため，特にマンシェットの巻き方には注意が必要である。正確に測定をするために可能な限り服を脱がせるが，困難な場合は袖をハサミで切断し患者の腕の太さに合わせた最適なサイズのマンシェットを巻いて測定できるよう，成人用や小児用などいくつかサイズを用意しておく。

患者は常に仰臥位であるとは限らない。心臓より高い位置で測定すると血圧は低く出る。例えば測定する腕が上になった側臥位では血圧は低めに測定される。可能であれば患者を仰臥位（図4-VII-2）にし，無理であれば「この血圧は側臥位で測定した」旨を記録に残す。両上肢の外傷などで，上肢で血圧測定が不可能な場合は，大腿や下腿での測定もできるが，下肢で測定する場合は，上肢よりやや数値が高く測定されるので，この際も「この血圧は下肢で測定した」旨を記録に残す。

明らかな外傷はなく，背部痛がある場合は大動脈解離

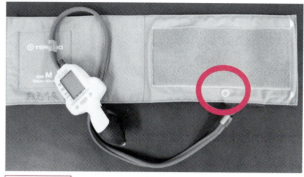

図4-VII-1 マンシェットの指示マーク

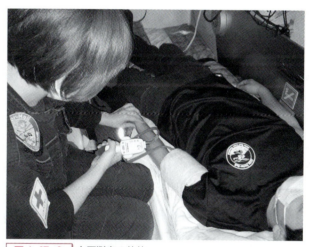

図4-VII-2 血圧測定の体位

を疑い，左右の橈骨動脈触知と両上肢の血圧測定を行い，左右差の有無を確認する。大動脈解離では腕頭動脈や鎖骨下動脈の狭窄や閉塞による上肢の脈拍消失や虚血は2〜15％の症例でみられる。さらに，臨床症状の有無にかかわらず左右の上肢に血圧差（20mmHg以上）があるものまで含めると，約半数近くの例にみられる。

収縮期血圧が90mmHg以下ではショックであるが，90mmHg以上でもショックの場合がある。数値にとらわれるのではなく，皮膚の冷感・湿潤，脈が弱くて速い，CRTが延長している，意識レベルが悪いなどの要素でショック状態であるという判断が必要である。特にヘリ搬送中は，モニタアラームが聴こえない特殊な移送環境であり，フライトナースは患者の上肢など皮膚に触れ，橈骨動脈を触知し異常の早期発見に努める。

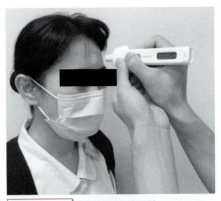
図4-Ⅶ-3 非接触型の体温計

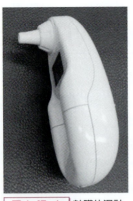
図4-Ⅶ-4 鼓膜体温計

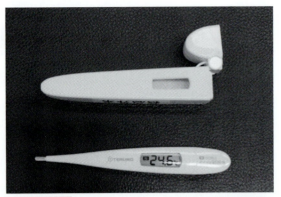
図4-Ⅶ-5 20.0℃～45.0℃まで検温可能な電子体温計

3. 体温

一般的に体温測定は電子体温計を用いて腋窩で測定する。その他の方法として，前額部にかざすだけで体温を測定できる非接触型の体温計（図4-Ⅶ-3）や鼓膜体温計（図4-Ⅶ-4）がある。しかし，炎天下で活動し意識レベルが低下した患者や寒冷環境で倒れていた患者の体温測定をする場合，体表温や鼓膜温は外部環境に影響を受けやすく通常の体温計では正確な値が出ない。そのため体温計で体温を測定するだけではなく，自分の手で患者の皮膚の温度や皮膚の状態，皮膚の色を同時に観察する。

一般的な電子体温計の検温範囲は32℃～42℃であるが，現在は20.0℃～45.0℃まで検温可能な電子体温計（図4-Ⅶ-5）もある。各基地病院の地理的環境により，整備する体温計を選択する。

体温異常のある患者には何らかの原因がある。高体温であれば熱中症は状況や季節によって判断しやすいが，発熱か高体温かの判断はすぐにできない。そのためドクターヘリの現場では感染による発熱として対応し，フライトスタッフは感染予防策を行う。

偶発性低体温症に突然なることはなく，何らかの原因で意識障害となりその場から動けなくなり，寒冷環境へ曝露され起こる場合がある。そのため患者の状況を知る関係者へ病歴聴取は必要となる。

体温異常の原因は多岐にわたるため，体温以外のバイタルサインをチェックし，随伴症状の観察と病歴を聴取し，患者の病態アセスメントを行う。特に体温異常があり意識障害もみられる場合は，重症と考えて対応する必要がある。

4. まとめ

血圧測定や体温測定は日常的に行っているバイタルサイン測定である。しかし，ドクターヘリという特殊な移送環境で使用できる医療機器に限りがあるなかでは，患者のわずかな異常は聴覚に頼らず，触診や視診で判断することがフライトナースには求められる。また，その他のバイタルサインや随伴症状も合わせて病態をアセスメントする。

■ 文献

1) 日本救急看護学会監：改訂第3版外傷初期看護ガイドラインJNTEC．へるす出版，2014．
2) 日本航空医療学会監：フライトナース実践ガイド．へるす出版，2008．
3) 鶴岡信，染谷泰子：誌上で検証プレホスピタルでの患者のみかた．EMERGENCY CARE 2007；20（1）：65-72．
4) 上山裕二：SPECIALEDITION 1．血圧．EMERGENCY CARE 2014；27（6）：10-15．
5) 吉岡隆文：SPECIALEDITION 4．体温．EMERGENCY CARE 2014；27（6）：30-35．

（小笠原美奈）

略語一覧（医療・航空）

Appendix 略語一覧（医療・航空）

◆医療関係

略　語	原　語	日本語
ACS	acute coronary syndrome	急性冠症候群
ADL	activities of daily living	日常生活動作
AED	automated external defibrillator	自動体外式除細動器
AF	atrial flutter	心房粗動
Af	atrial fibrillation	心房細動
AGML	acute gastric mucosal lesion	急性胃粘膜病変
AHA	American Heart Association	アメリカ心臓協会
Ai	autopsy imaging	死亡時画像診断
AIDS	acquired immunodeficiency syndrome	後天性免疫不全症候群（エイズ）
AKI	acute kidney injury	急性腎傷害
ALI	acute lung injury	急性肺傷害
ALS	advanced life support	二次救命処置
ALS	amyotrophic lateral sclerosis	筋萎縮性側索硬化症
ALTE	apparent life threatening event	乳幼児突発性危急状態
ARDS	acute respiratory distress syndrome	急性呼吸促迫症候群
AT	atrial tachycardia	心房頻拍
BE	base excess	過剰塩基
BI	burn index	熱傷指数
BLS	basic life support	一次救命処置
BMI	body mass index	体格指数
BSE	bovine spongiform encephalopathy	ウシ海綿状脳症
BUN	blood urea nitrogen	血液尿素窒素
CaO_2	arterial oxygen content	動脈血酸素含量
CAPD	continuous ambulatory peritoneal dialysis	持続携行式腹膜透析
CCU	coronary care unit	冠疾患集中治療室
CDC	Centers for Disease Control and Prevention	米国疾病対策センター
CHDF	continuous hemodiafiltration	持続的血液濾過透析
CHF	continuous hemofiltration	持続的血液濾過
CKD	chronic kidney disease	慢性腎臓病
CK-MB	isozyme of creatine kinase with muscle and brain subunits	クレアチンキナーゼMBアイソエンザイム
CO	carbon monoxide	一酸化炭素
CO	cardiac output	心拍出量
COPD	chronic obstructive pulmonary disease	慢性閉塞性肺疾患
CPA	cardiopulmonary arrest	心肺停止

CPC	cerebral performance categories	脳機能カテゴリー
CPC	clinicopathological conference	臨床病理カンファレンス
CPCR	cardiopulmonary cerebral resuscitation	心肺脳蘇生
CPK	creatine phosphokinase	クレアチンホスホキナーゼ
CPR	cardiopulmonary resuscitation	心肺蘇生（法）
CRP	C-reactive protein	C反応性蛋白
CRT	capillary refill time	毛細血管再充満時間
CT	computed tomography	コンピュータ断層撮影
DIC	disseminated intravascular coagulation	播種性血管内凝固症候群
DM	diabetes mellitus	糖尿病
DMAT	disaster medical assistance team	災害派遣医療チーム
DNA	deoxyribonucleic acid	デオキシリボ核酸
DNAR, DNR	do not attempt resuscitation, do not resuscitate	蘇生拒否
EBM	evidenced based medicine	根拠に基づいた医療
ECG	electrocardiogram	心電図
ECMO	extracorporeal membrane oxygenation	膜型人工肺
ECS	emergency coma scale	エマージェンシーコーマスケール
$ETCO_2$	end-tidal CO_2	呼気終末二酸化炭素分圧
F_IO_2	fractional concentration of O_2 in the inspiratory gas	吸入酸素濃度
GCS	Glasgow coma scale	グラスゴーコーマスケール
Hb	hemoglobin	ヘモグロビン
HbA_{1C}	major component of adult hemoglobin	ヘモグロビンA_{1C}
HBV	hepatitis B virus	B型肝炎ウイルス
HCV	hepatitis C virus	C型肝炎ウイルス
HIV	human immunodeficiency virus	ヒト免疫不全ウイルス
HOT	home oxygen therapy	在宅酸素療法
HR	heart rate	心拍数
HUS	hemolytic uremic syndrome	溶血性尿毒症症候群
HZV	herpes zoster virus	帯状疱疹ウイルス
IABP	intra-aortic balloon pumping	大動脈内バルーンパンピング
ICD	implantable cardioverter defibrillator	植込み型除細動器
ICP	intracranial pressure	頭蓋内圧
ICU	intensive care unit	集中治療室
ILCOR	International Liaison Committee on Resuscitation	国際蘇生連絡委員会
ISS	injury severity score	外傷重症度スコア
IVR	interventional radiology	インターベンショナルラジオロジー
JATEC™	Japan Advanced Trauma Evaluation and Care	外傷初期診療ガイドライン
JCS	Japan coma scale	ジャパンコーマスケール（3-3-9度方式）
JPTEC™	Japan Prehospital Trauma Evaluation and Care	外傷病院前救護ガイドライン
JRC	Japan Resuscitation Council	日本蘇生協議会
JTAS	Japan Triage and Acuity Scale	緊急度判定支援システム

Appendix

LDH	lactate dehydrogenase	乳酸脱水素酵素，乳酸デヒドロゲナーゼ
LSD	Lysergsäure Diäthylamid（ドイツ語）	リゼルギン酸ジエチルアミド
LT	laryngeal tube	ラリンゲアルチューブ
LUCAS™	Lund University Cardiac Arrest System	
MAST	military antishock trousers	ショックパンツ
MAT	multifocal atrial tachycardia	多源性心房頻拍
MC	medical control	メディカルコントロール
MCH	mean corpuscular hemoglobin	平均赤血球ヘモグロビン量
MRI	magnetic resonance imaging	磁気共鳴画像法
MRSA	methycillin-resistant *Staphylococcus aureus*	メチシリン耐性黄色ブドウ球菌
NICU	neonatal intensive care unit	新生児集中治療室
NPPV	non-invasive positive pressure ventilation	非侵襲的陽圧人工呼吸法
NSAIDs	nonsteroidal anti-inflammatory drugs	非ステロイド系抗炎症薬
ODP	one dose package	一包化調剤
OPC	overall performance categories	全身機能カテゴリー
OTC	over the counter	OTC薬＝一般用医薬品
P_ACO_2	alveolar CO_2 tension	肺胞気二酸化炭素分圧
$PaCO_2$	arterial CO_2 tension	動脈血二酸化炭素分圧
PAD	public access defibrillation	市民による除細動
P_AO_2	alveolar O_2 tension	肺胞気酸素分圧
PaO_2	arterial O_2 tension	動脈血酸素分圧
PASG	pneumatic antishock garment	ショックパンツ
PAT	pediatric assessment triangle	小児の病態の初期評価における3要素
PBI	prognostic burn index	熱傷予後指数
PBLS	pediatric basic life support	小児一次救命処置
PCAS	post cardiac arrest syndrome	心停止後症候群
PCEC	prehospital coma evaluation and care	意識障害病院前救護
PCI	percutaneous coronary intervention	経皮的冠インターベンション
PCPS	percutaneous cardiopulmonary support	経皮的心肺補助装置
PEA	pulseless electrical activity	無脈性電気活動
PG	prostaglandin	プロスタグランジン
PRSP	penicillin-resistant *Streptococcus pneumoniae*	ペニシリン耐性肺炎球菌
PSLS	prehospital stroke life support	脳卒中病院前救護
PSVT	paroxysmal supraventricular tachycardia	発作性上室頻拍
PT	prothrombin time	プロトロンビン時間
PTD	preventable trauma death	防ぎえた外傷死
PTSD	post-traumatic stress disorder	心的外傷後ストレス障害
$P\bar{v}CO_2$	mixed venous CO_2 tension	混合静脈血二酸化炭素分圧
QOL	quality of life	生活の質，生命の質
RI	radioisotope	ラジオアイソトープ
RNA	ribonucleic acid	リボ核酸

SAMU	le services d'aide medicale urgente	サミュー（フランスの救急制度）
SaO₂	arterial O₂ saturation	動脈血酸素飽和度
SARS	severe acute respiratory syndrome	重症急性呼吸器症候群（サーズ）
SBS	shaken baby syndrome	揺さぶられ症候群
SCU	staging care unit	航空搬送拠点臨時医療施設（ステージングケアユニット）
SIDS	sudden infant death syndrome	乳（幼）児突然死症候群
SIRS	systemic inflammatory response syndrome	全身性炎症反応症候群（サーズ）
SLE	systemic lupus erythematosus	全身性エリテマトーデス
SLR	straight leg raising test	下肢伸展挙上テスト
SO₂	oxygen saturation	酸素飽和度
SpO₂	pulse oximeter O₂ saturation	（パルスオキシメータで測定した）動脈血酸素飽和度
SSS	sick sinus syndrome	洞機能不全症候群
SSSS	staphylococcal scalded skin syndrome	ブドウ球菌性熱傷様皮膚症候群
START	simple triage and rapid treatment	
STEMI	ST elevation myocardial infarction	ST上昇型心筋梗塞
SV	stroke volume	1回拍出量
TAE	transcatheter arterial embolization	経皮的動脈塞栓術
TEN	toxic epidermal necrolysis	中毒性表皮壊死融解症
TIA	transient ischemic attack	一過性脳虚血発作
t-PA	tissue plasminogen activator	組織プラスミノゲンアクチベータ
TSS	toxic shock syndrome	トキシックショック症候群
TTP	thrombotic thrombocytopenic purpura	血栓性血小板減少性紫斑病
VF	ventricular fibrillation	心室細動
VPC	ventricular premature contraction/constriction	心室性期外収縮
VRE	vancomycin-resistant *Enterococcus*	バンコマイシン耐性腸球菌
VRSA	vancomycin-resistant *Staphylococcus aureus*	バンコマイシン耐性黄色ブドウ球菌
VT	ventricular tachycardia	心室頻拍
WHO	World Health Organization	世界保健機関

// Appendix

◆航空関係

略　語	原　語	日本語
AEIS	Aeronautical En-route Information Service	航空路情報サービス
AEO	All Engine Operative	全エンジン作動状態
ADF	Automatic Direction Finder	自動方向探知機 （地上航空無線施設および機上装置）
ADIZ	Air Defense Identification Zone	防空識別圏
AIM	Aeronautical Information Manual of JAPAN	一般航空情報解説誌
AIP	Aeronautical Information Publication	航空路誌
Air Way		航空路
AIRAC	Aeronautical Information Regulation And Control	世界で統一された, 定期的に出される航空情報
Airworthiness Certificate		耐空証明書
AGL	Above Ground Level	地上高
Altimeter		高度計
Altitude		高度
Anti Collison Lights		衝突防止灯
ATc	Air Traffic Control	航空交通管制
ATIS	Automatic Terminal Information Service	飛行場情報放送業務
Auto Rotation		オートローテイション
CAVOK		キャブオーケー（視程・雲低高度ともに良好）
Ceiling		雲低高度
CFIT	Controlled Flight Into Terrain	操縦しながら地形に衝突する事故
Clearance		管制承認，管制許可の総称
CA	Control Area	航空交通管制区
CZ	Control Zone	航空交通管制圏
CRM	Crew Resource Management	クルーリソースマネージメント
DH	Decision Height	決定高度
DME	Distance Measuring Equipment	距離測定装置 （地上航空無線施設および機上装置）
ECS	Environmental Control System	空気調和装置
EGT	Exhaust Gas Temperature	エンジン排気温度
En Route		巡航区間の飛行
ETA	Estimated Time of Arrival	到着予定時間
FAA	Federal Aviation Administration	アメリカ合衆国連邦航空局
FADEC	Full Authority Digital Electronic Control	エンジン電子制御制御装置
FAR	Federal Aviation Regulation	アメリカ合衆国航空法
FDP	Flight Data Processing System	飛行データ処理システム

FMS	Flight Management System	飛行管理システム（航法，航空機管理コンピューター）
FSC	Flight Service Center	飛行援助センター
GA	General Aviation	定期航空以外の一般航空事業の総称
GA	Go Around	着陸復行
GEN	Generator	発電機
GCA	Ground Controlled Approach	管制レーダー誘導による計器進入
GNSS	Global Navigation Satellite System	衛星測位システムの総称
GPS	Global Positioning System	（米国）衛星航法システム
GPWS	Ground Proximity Warning System	対地接近警報装置
GS	Ground Speed	対地速度
HAT	Height Above Touchdown	接陸点からの垂直高度
IAS	Indicated Airspeed	指示対気速度
ICAO	International Civil Aviation Organization	国際民間航空機関
IGE	In Ground Effect	地上効果内
IIDS	Integrated Instrumentation Display System	統合計器表示系統
IFR	Instrument Flight Rules	計器飛行方式
ILS	Instrument Landing System	計器着陸装置
IMC	Instrument Meteorological Conditions	計器気象状態
INS	Inertial Navigation System	慣性航法装置
ISA	International Standard Atmosphere	国際標準大気
Kt	Knots	ノット
LDP	Landing Decision Point	着陸決定点
MSL	Mean Sea Level	平均海面
METER		定時飛行場実況気象
Nav aid	Navigational aid	航法支援無線施設
NDB	Non Directional Beacon	無指向性無線標識
NOTAM	Notice To Airmen	ノータム（航空局の出す乗員向け航空情報）
OAT	Outside Air Temperature	外気温度
OEI	One Engine Inoperative	片発不作動状態
OGE	Out of Ground Effect	地面効果外
PCA	Positive Control Area	特別管制区
PIC	Pilot In Command	機長
PIREP	Pilot Report	機上気象報告
QNH		高度計規正
RA	Resolution Advisory	TCASによる回避指示
RA	Radio Altimeter	電波高度計
RAG	Remote Air Ground Facility	遠隔空港対空通信施設
RCC	Rescue Coordination Center	救難調整本部
RNAV	Area Navigation	広域航法システム（地上無線施設のみならず，地上航法装置および衛星航法装置を使用した，FIX，航空路，アプローチコースを使用する航法）

// Appendix

RVR	Runway Visual Range	滑走路視距離
SBAS	Satellite-Based Augmentation System	静止衛星型衛星航法増強システム
SID	Standard Instrument Departure	標準計器出発方式
SPECI		特別飛行場実況気象
SSR	Secondary Surveillance Radar	二次レーダー
STAR	Standard Terminal Arrival Route	標準計器到着方式
STC	Supplemental Type Certificate	追加型式証明
S-VFR	Special Visual Flight Rule	特別有視界飛行方式
TA	Traffic Advisory	TCASの交通情報
TACAN	Tactical Air Navigation	方位／距離情報の軍用航空無線援助施設
TAS	True Air Speed	真対気速度
TAF		運航用飛行場予報
TAWS	Terrain Awareness Warning System	地形衝突警報装置
TCA	Terminal Control Area	国際空港周辺の指定された進入管制区
TCAS	Traffic Alert Collision Avoidance System	航空機衝突防止装置
TDP	Take off Decision Point	離陸決定点
TREND		着陸用飛行場予報
VFR	Visual Flight Rules	有視界飛行方式
VMC	VFR Meteorological Condition	有視界気象状態
VOR	VHF Omni direction Radio Range	VHF全方向無線標識施設（地上航空無線施設および機上装置）
Vy	Best rate of Climb Speed	最良上昇率速度
Vtoss	Take off Safety Speed	離陸安全速度
WILCO	Will Comply	了解しました，従います

索引

数字

9の法則 56
12誘導心電図 26, 70

A

AVPU 62, 65

C

CPA 69
CSCATTT 94

D

DIC 77

I

IABP 79
IVR 41, 45

J

JATEC 36
JNTEC 36
JPTEC 36

L

LEMONの法則 101

M

Mallampatiスコア 101

N

NICU 67, 72
NIV 32

O

OPQRST法 26

P

PAT 61, 64
PCI 26, 69
PCPS 49, 78
PEEP 81
PICU 84
PTD 36

R

rt-PA静注療法 34

T

TICLS 61

い

意識障害 11, 24, 27, 28, 31, 37, 39, 49, 54, 58, 64, 101, 123
インフォームドコンセント 11, 51, 78

う

うっ血性心不全 32

か

開胸 117
　　──心マッサージ 117
外傷初期看護ガイドライン 36
外傷初期診療ガイドライン 36
家族対応 96
感染防護具 6, 68

き

気管挿管 3, 24, 30, 32, 34, 37, 39, 41, 43, 45, 47, 49, 54, 56, 58, 61, 64, 69, 72, 80, 100, 112
急性冠症候群 8, 26
急性心筋梗塞 26, 69
仰臥位低血圧症候群 76
胸腔穿刺 110, 112
胸腔ドレーン 39, 92, 110
胸痛 26, 53, 69
胸部外傷 36, 39
緊急用O型赤血球液 9
緊張性気胸 26, 39, 53, 81, 109, 110

く

くも膜下出血 28
グループミーティング 14

け

経皮的心肺補助装置 78
経皮ペーシング 44, 115
血圧測定 123
減圧症 51

こ

高エネルギー外傷 36, 37, 39, 41, 43, 45, 64
構音障害 34
硬膜下血腫 37
呼吸困難 26, 30, 32
呼吸不全 32, 100
骨髄針 61
骨盤骨折 45

さ

左心不全 32
惨事ストレス 13
　　──ケア 13
酸素ボンベ 72, 80

し

シートベルト痕 41
止血 45, 67, 88, 110, 119, 122
　　──帯 45
止血法 122
　　間接圧迫── 122
　　止血帯── 122
　　直接圧迫── 45, 122
自動胸骨圧迫システム 69, 82
小児用の固定具 64

初期輸液療法　41, 43, 45
除細動　26, 69, 113
ショック　10, 30, 32, 36, 37, 39, 41, 43, 45, 49, 54, 56, 58, 64, 67, 69, 75, 77, 100, 110, 112, 123
　アナフィラキシー――　30, 101, 106
　血液分布異常性――　30
　出血性――　9, 41, 45, 67, 110
　循環血液量減少性――　56
　神経原性――　43
　心原性――　27
　閉塞性――　39
人工呼吸器　47, 80
新生児　72, 75

す

頭蓋内圧亢進　28, 35, 37, 64
スタンダードプリコーション　6, 110
頭痛　28, 51, 87
ストレス反応　13

せ

生命維持管理装置　78
セカンドナース　5
脊髄損傷　37, 43
全脊柱固定　37, 39, 41, 43, 45, 65

た

体温測定　124
大動脈内バルーンパンピング　79
多数傷病者　94

　――事故　94

ち

中毒　47
　一酸化炭素――　56
　農薬――　47

て

低酸素血症　32, 39, 49, 58, 102
低体温症　49
　偶発性――　49, 124
溺水　58

と

頭部外傷　36, 37, 64

に

二次災害　2, 4, 6, 36
妊婦　67, 75

ね

熱傷　56
　気道――　106, 107
熱中症　54, 124

の

脳血管障害　34, 54

は

播種性血管内凝固症候群　77

ひ

非侵襲的人工呼吸　32
ヒヤリハット　6

ふ

ファーストナース　5
腹部外傷　41
不正性器出血　67, 76
防ぎ得た外傷死　36
フライトナース　2
　――実務評価表　21
　――ラダー　16
プライバシー　4, 11, 47, 59, 76, 90, 117, 120
ブリーフィング　3, 7, 106
　安全――　3, 7
　デ――　7, 12, 14
フレイルセグメント　39
フレイルチェスト　39, 112
プレフィルド　8
分娩　67, 75

ほ

保育器　72
ホワイトアウト　87

ま

麻薬　8

ゆ

輸血　9, 45, 67, 76

り

離島搬送　91
臨床工学技士　6, 78, 80, 82
輪状甲状靱帯切開　3, 31, 37, 56, 100, 106, 107
倫理原則　11

JCOPY	〈(社)出版者著作権管理機構 委託出版物〉

本書の無断複写は著作権法上での例外を除き禁じられています。
複写される場合は，そのつど事前に，下記の許諾を得てください．
(社)出版者著作権管理機構
TEL.03-3513-6969　FAX.03-3513-6979　e-mail：info@jcopy.or.jp

フライトナースハンドブック　〜救急現場での活動と搬送のために〜

定価（本体価格 3,000 円＋税）

2017年1月15日　第1版第1刷発行

監　修　日本航空医療学会
編　集　日本航空医療学会フライトナースハンドブック編集委員会
発行者　佐藤　枢
発行所　株式会社　へるす出版
　　　　〒164-0001　東京都中野区中野2-2-3
　　　　電話　（03）3384-8035（販売）　　（03）3384-8155（編集）
　　　　振替　00180-7-175971
　　　　http://www.herusu-shuppan.co.jp
印刷所　広研印刷株式会社

©2017 Printed in Japan　　　　　　　　　　　　　　　　〈検印省略〉
落丁本，乱丁本はお取り替えいたします．
ISBN 978-4-89269-899-6